U0071586

思想觀念的帶動者
文化現象的觀察者
本土經驗的整理者
生命故事的關懷者

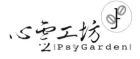

MentalHealth

黑暗來襲，風暴狂飆，讓生命承載著脆弱與艱辛
猶如汪洋中一塊浮木，飄向無盡混沌迷霧
勇敢接受生命中的不完美，視為珍寶禮物
懷著信心、希望與愛，重燃生命，點亮靈魂！

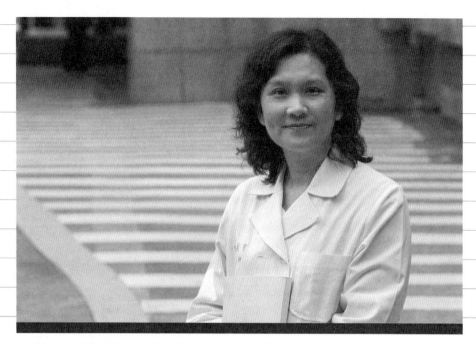

著———曾美智

健康飲食
好心情

厭食、暴食與肥胖的心理探討

良好的生活習慣，正確的營養知識，開心的享受美食，
心情好情緒佳，身體健康最重要！

臺大醫師到我家

MentalHealth (011)

精神健康系列

總策畫　高淑芬
主編　　王浩威、陳錫中
合作單位　國立臺灣大學醫學院附設醫院精神醫學部
贊助單位　財團法人華人心理治療研究發展基金會

【總序】

視病如親的具體實踐

高淑芬

我於2009年8月，承接胡海國教授留下的重責大任，擔任臺大醫學院精神科、醫院精神醫學部主任，當時我期許自己每年和本部同仁共同完成一件事，而過去四年已完成兩次國際醫院評鑑（JCI），國內新制醫院評鑑，整理歷屆主任、教授、主治醫師、住院醫師、代訓醫師於會議室的科友牆，近兩年來另一件重要計畫是策劃由本部所有的主治醫師親自以個人的臨床經驗、專業知識，針對特定精神科疾病或主題，撰寫供大眾閱讀的精神健康保健叢書，歷經策劃兩年，逐步付梓，從2013年8月底開始陸續出書，預計完成全系列十七本書。

雖然國內並無最近的精神疾病盛行率資料，但是由世界各國精神疾病的盛行率（約10～50%）看來，目前各

種精神疾病的盛行率相當高，也反映出維持精神健康的醫療需求量和目前所能提供的資源是有落差。隨著全球經濟不景氣，臺灣遭受內外主客觀環境的壓力，不僅個人身心狀況變差、與人互動不良，對事情的解讀較為負面，即使沒有嚴重到發展為精神疾病，但其思考、情緒、行為的問題，可能已達到需要尋求心理諮商的程度。因此，在忙碌競爭的現代生活，以及有限的資源之下，這一系列由臨床經驗豐富的精神科醫師主筆的專書，就像在診間、心理諮商或治療時，可以提供國人正確的知識及自助助人的技巧，以減少在徬徨無助的時候，漫無目的地瀏覽網頁、尋求偏方，徒增困擾，並可因個人問題不同，而選擇不同主題的書籍。

即使是規律接受治療的病人或家屬，受到看診的時間、場合限制，或是無法記得診療內容，當感到無助灰心時，這一【臺大醫師到我家・精神健康系列】叢書，就像聽到自己的醫師親自告訴你為什麼你會有困擾、你該怎麼辦？透過淺顯易懂的文字，轉化成字字句句關心叮嚀的話語，陪伴你度過害怕不安的時候，這一系列易讀好看的叢書，不僅可以解除你的困惑，更如同醫師隨時隨地溫馨的叮嚀與陪伴。

此系列叢書最大的特色是國內第一次全部由臺大主治醫師主筆，不同於坊間常見的翻譯書籍，不僅涵蓋主要的精神疾病，包括自閉症、注意力不足過動症、早期的精神分裂症、焦慮症、失智症、社交焦慮症，也討論現代社會關心的主題，例如網路成癮、失眠、自殺、飲食、兒童的情緒問題，最後更包括一些新穎的主題，例如親子關係、不想上學、司法鑑定、壓力處理、精神醫學與遺傳基因。本系列叢書也突顯臺大醫療團隊的共同價值觀——以病人為中心的醫療，和團隊合作精神——只要我們覺得該做的，必會團結合作共同達成；每位醫師對各種精神疾病均有豐富的臨床經驗，在決定撰寫主題時，大家也迅速地達成共識、一拍即合，立即分頭進行，無不希望盡快完成。由於是系列叢書，所以封面、形式和書寫風格也需同步調整修飾，大家的默契極優，竟然可以在忙於繁重的臨床、教學、研究及國際醫院評鑑之時，順利地完成一本本的書，實在令人難以想像，我們都做到了。

完成這一系列叢書，不僅要為十七位作者喝采，我更要代表臺大醫院精神部，感謝心靈工坊的總編輯王桂花女士及其強大的編輯團隊、王浩威及陳錫中醫師辛苦地執行編輯和策劃，沒有他們的耐心、專業、優質的溝通技巧及

時間管理，這一系列叢書應該是很難如期付梓。

　　人生在世，不如意十之八九，遇到壓力、挫折是常態，身心健康的「心」常遭到忽略，而得不到足夠的了解和適當的照顧。唯有精神健康、心智成熟才能享受快樂的人生，臺大精神科關心病人，更希望以嚴謹專業的態度診療病人。此系列書籍正是為了提供大眾更普及的精神健康照護而產生的！協助社會大眾的自我了解、回答困惑、增加挫折忍受度及問題解決能力，不論是關心自己、孩子、學生、朋友、父母或配偶的身心健康，或是對於專業人士，這絕對是你不可或缺、自助助人、淺顯易懂、最生活化的身心保健叢書。

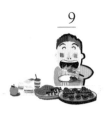

【主編序】

本土專業書籍的新里程

王浩威、陳錫中

　　現代人面對著許多心身壓力的困擾，從兒童、青少年、上班族到退休人士，不同生命階段的各種心身疾患和心理問題不斷升高。雖然，在尋求協助的過程，精神醫學的專業已日漸受到重視，而網路和傳統媒體也十分發達，但相關知識還是十分片斷甚至不盡符實，絕大多數人在就醫之前經常多走了許多冤枉路。市面上偶爾有少數的心理健康書籍，但又以翻譯居多，即使提供非常完整的資訊，卻也往往忽略國情和本土文化的特性和需求，讀友一書在手，可能難以派上實際用途。

　　過去，在八〇年代，衛生署和其他相關的政府單位，基於衛生教育的立場，也曾陸續編了不少小冊式的宣傳品。然而，一來小冊式的內容，不足以滿足現代人的需

要：二來，這些政府印刷品本身只能透過分送，一旦分送完畢也就不容易獲得，效果也就十分短暫了。

於是整合本土醫師的豐富經驗，將其轉化成實用易懂的叢書內容，成為一群人的理想。這樣陳義甚高的理想，幸虧有了高淑芬教授的高瞻遠矚，在她的帶領與指揮下，讓這一件「對」的事，有了「對」的成果：【臺大醫師到我家‧精神健康系列】。

臺大醫院精神醫學部臥虎藏龍，每位醫師各有特色，但在基本的態度上，如何秉持人本的精神來實踐臨床的工作是十分一致的。醫師們平時為患者所做的民眾衛教或是回應診間、床邊患者或家屬提問問題時的口吻與內容，恰好就是本書系所需要的內涵：儘可能的輕鬆、幽默、易懂、溫暖，以患者與家屬的角度切入問題。

很多人都是生了病，才會積極尋求相關資訊；而在尋尋覓覓的過程中，又往往聽信權威，把生病時期的主權交託給大醫院、名醫師。如果你也是這樣的求醫模式，這套書是專為你設計：十七種主題，案例豐富，求診過程栩實，醫學知識完整不艱澀，仿如醫師走出診間，為你詳細解說症狀、分享療癒之道。

編著科普類的大眾叢書，對於身處醫學中心的醫師們

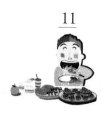

而言，所付出的心力與時間其實是不亞於鑽研於實驗室或科學論文，而且出書過程比預期的更耗工又費時，但為了推廣現代人不可不知的心身保健的衛教資訊，這努力是值得的。我們相信這套書將促進社會整體對心身健康的完整了解，也將為關心精神健康或正為精神疾患所苦的人們帶來莫大助益。

這樣的工作之所以困難，不只是對這些臺大醫師是新的挑戰，對華文的出版世界也是全新的經驗。專業人員和書寫工作者，這兩者角色如何適當地結合，在英文世界是行之有年的傳統，但在華文世界一直是闕如的，也因此在專業書籍上，包括各種的科普讀物，華人世界的市面上可以看到的，可以說九成以上都是仰賴翻譯的。對這樣書寫的專門知識的累積，讓中文專業書籍的出版愈來愈成熟也愈容易，也許也是這一套書間接的貢獻吧！

這一切的工程，從初期預估的九個月，到最後是三年才完成，可以看出其中的困難。然而，這個不容易的挑戰之所以能夠完成，是承蒙許多人的幫忙：臺大醫院健康教育中心在系列演講上的支持，以及廖碧媚護理師熱心地協助系列演講的籌劃與進行；也感謝心靈工坊莊慧秋等人所召集的專業團隊，每個人不計較不成比例的報酬，願意投

入這挑戰；特別要感謝不願具名的黃先生和林小姐，沒有他們對心理衛生大眾教育的認同及大力支持，也就沒有這套書的完成。

這是一個不容易的開端，卻是讓人興奮的起跑點，相信未來會有更多更成熟的成果，讓醫病兩端都更加獲益。

【自序】

飲食障礙，臺灣新隱憂

曾美智

　　飲食是人類維持生命的必要行為。既然是天賦本能，為什麼會出現「障礙」呢？吃東西真是一門學問，吃多、吃少或不吃都會造成問題；吃得不正常，身體運轉失去了平衡，生病是早晚的事情。

　　有些人不在乎自己的體重為何持續下降，或不在意體重為何急遽上升；也有人以為月經沒來是婦女疾病的問題、腸胃道不舒服是單純的器官症狀，完全沒有意識到諸多身體的異常症狀，就是飲食失調的變裝：「飲食障礙症」早已悄悄上身。

　　近十幾年來，國人體重趨向兩極化，身為醫師，有必要提出以下的警訊：罹患飲食障礙症的族群，尤其在青少年階段及成人初期的女性之中，有逐漸偏多的趨勢。無論

是在臺灣或在國外，飲食障礙症在年輕女性的族群當中，已成一種相當普遍的疾病。

目前國內探討飲食障礙症的書籍多翻譯自國外著作，專門分析台灣飲食障礙症的臨床現況，又適合民眾閱讀的書籍，少之又少。

在眾多精神疾病當中，比起情緒方面的疾病，飲食障礙症涵蓋的層面較為複雜。大家可能比較理解什麼是情緒障礙、也逐漸認識情緒方面的疾病，但一般人不太能夠察覺飲食方面的行為異常。其實臨床發現，飲食失調和情緒障礙之間常有密切的關係，飲食障礙的病患多數有情緒困擾，也就是說，飲食障礙症患者經常合併有情緒方面的疾病問題。

減重是否會造成憂鬱症，始終是醫學界熱門的研究及討論題目之一。特別是體重仍在健康範圍內所進行的過度減重，可能演變成飲食障礙症和產生憂鬱症，這些都是不正確減重所引起的併發症。

根據多年來治療飲食障礙症患者的經驗，我相當同意這樣的推測及研判。畢竟包括患者本身，國人對於「飲食障礙症」的名稱可能不陌生，但對疾病包含的飲食行為異常，以及其和精神與身體症狀間的關係，卻缺乏瞭解。當

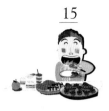

身體發出不舒服的訊息，大家絕對不會在第一時間內聯想到飲食和情緒的關係，更不會主動向精神科求診，通常是在醫院其他科別的門診繞了好幾圈之後，找不到問題的答案，最後不了了之。這也是為何我常會思考「國內到底還有多少潛藏案例沒有被發現」的主因。

本書將逐一分享臨床觀察與治療的心得，除了探討厭食症、暴食症，也將介紹較不為人知的嗜食症，和其他未分類的飲食障礙症。對於疾病的臨床表現、治療和預後也會詳加說明，因為一般人鮮少明確知道如何觀察疾病的線索，在知識不足、欠缺病識感的前提下，往往容易錯過治療的黃金時期。

在寫書的同時，我要提出一項呼籲：若國內真有這麼多潛藏的飲食障礙症個案，那麼校園裡的相關預防推展，實在是刻不容緩的課題，必須及早建立合適的轉介治療管道，讓患者和家屬早日得到幫助。

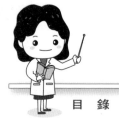

目　錄

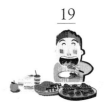

【前言】

飲食障礙是身心疾病

　　進食的愉悅，確實有紓解壓力、放鬆心情的效果。有些人遇到沉重壓力時，便透過「大吃」紓壓，長時間下來，體重便不自覺地攀升了。但另一方面，又經常被「肥胖有礙健康」的資訊提醒，心裡清楚「肥胖是不好的」。為什麼明知肥胖不好，卻難以停止靠大吃紓壓的行為？關於飲食與壓力、情緒之間，是否有什麼是我們應該知道卻不明白的事實？

　　以下的幾個案例，都是由於生活形態的改變伴隨壓力增加後，主要因為過度進食導致體重明顯上升的例子。

　　十五歲的玉芳（化名）正值青春期，上了國中之後，在升學壓力和父母的期望下，準備課業的時間增長，長期

坐臥缺乏運動，又以吃零食當成是犒賞自己的方式，因此體重快速增加而導致肥胖。

十八歲的家明（化名），是大學新鮮人，第一次離家到外地求學，在陌生的環境裡，總是藉由大吃大喝來找尋安慰。高中原是游泳校隊選手的他，體能狀況很好，然而一旦停止集訓，加上三餐進食不正常，體重便突然暴增！

三十三歲的啟祥（化名），是大夜班的上班族，養成與同事一起吃宵夜、或藉由吃來提神的習慣，不知不覺幾個月下來就胖了一大圈。

四十二歲的子晴（化名），是家庭主婦，生活圈較小，遇到子女教養問題、夫妻相處問題時，無人可傾訴，心情一不好就邊看電視邊吃東西，來轉移不穩定的情緒。

從以上的四個案例，我們不難看出，在壓力情境中，個案可能或不自覺地自己的情緒困擾，但是他（她）們共同都有不適切的飲食習慣，造成了肥胖的結果。

從相關的追蹤研究來看，情緒與飲食兩者間有雙向的

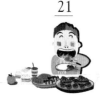

影響——患者心情不好的時候，會透過飲食來安慰自己，久而久之，每當處在壓力環境中，就以為吃了東西即可改善困擾中的難題，不自覺地養成了這樣的習慣，體重因此迅速上升。

除了壓力的影響之外，媒體不斷播送「瘦才是美」的名模身影，使得暴露在這些資訊下的青少年，很容易造成飲食態度偏差的問題。他們一心惦記著不能吃油膩的食物，不要胖，胖不好；再加上同儕的影響，自信心低、敏感、固執又自我要求高的孩子，便可能發展出過度節食的控制體重行為，越來越瘦，以藉此獲取成就感。

另外一種人，平日節食，但是無法長久，一遇到壓力、身體擋不住飢餓，便發展出暴食行為。但因為他們心裡還是怕胖，便用催吐或吃瀉藥的方法讓體重保持在正常範圍，但內心卻一直快樂不起來，也害怕和人交際。

目前研究證實有飲食問題的人，容易有情緒問題外，也發現有飲食障礙的人容易有低自尊、低自信的問題，人際關係、身體問題和就醫頻率相對較多。當然，營養不良和肥胖都可能導致身體產生許多方面的狀況，所以飲食障礙是一個結合精神心理和身體多層面的複雜疾病。

【第一章】

飲食與情緒

人會藉由控制飲食來滿足、
穩定或舒緩某些心理感受，
甚至有些人會誤以為控制飲食
等於控制所有的事情。

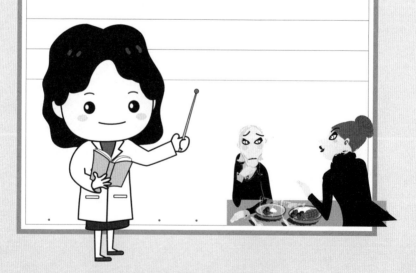

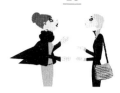

　進入二十世紀，「瘦」成了現代人追求的主流價值！

　報章雜誌隨時隨處充斥著「減重瘦身」的文章或廣告，媒體大量傳遞著「肥胖有多麼不好」的訊息；平時最常聽到的口頭禪，就是帶有負面訊息的「我好胖」，好像肥胖變成了全民公敵。

　其實，一般大眾所接收到的知識、資訊是經過設計和控制的，「瘦，才是好的、美的、時尚的」的概念存在著錯誤和獨斷的論點。這樣的誤導，特別容易對青少年族群造成謬誤的觀念和行為。

體重的迷思

全球化的商業經營模式帶動了飲食消費模式的改變，原本以米食為主的臺灣，飲食習慣漸趨西化。再加上國人普遍運動量不足，因此有調查顯示，國人的體重每年有逐漸增加的趨勢，罹患肥胖症的人數據推測也跟著增加。

根據我國衛生福利部定義，成人身體質量指數（BMI）在二十四（含）以上者為過重，BMI達到二十七（含）以上者是肥胖。

醫 | 學 | 小 | 常 | 識

身體質量指數（Body Mass Index, BMI）

這個概念是由十九世紀中期的比利時通才凱特勒（Lambert Adolphe Jacques Quetele）最先提出。它的定義如下：

$$BMI = \frac{w}{h^2}$$

w＝體重，單位：公斤　　h＝身高，單位：公尺

BMI＝身高體重指數，單位：公斤／平方公尺

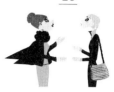

　　一般來說，理想的BMI值為大於十八點五小於二十四。若是大於二十四小於二十七，屬於過重；二十七（含）以上，則已到達肥胖標準。二十七至三十為輕度肥胖，三十至三十五為中度肥胖，大於三十五為重度肥胖，小於十八點五為體重過輕。

太瘦了	BMI＜18.5
正常	BMI 18.5 到 23.9之間
過重	BMI 24 到 26.9之間
輕度肥胖	BMI 27 到 29.9之間
中度肥胖	BMI 30 到 34.9之間
重度肥胖	BMI＞35

　　不過， BMI沒有把體脂肪率計算在內，所以BMI指數超重的人，實際上可能並非肥胖。例如一個練健身的人，有很重的肌肉比例，BMI指數可能會超過三十。如果他的體脂肪比例很低，就不需要減重。

醫|學|小|常|識

理想體重的算法

理想體重有兩種算法：
公式一：$22 \times$ 身高（m^2）
公式二：女性：（身高-70）$\times$ 0.6
　　　　男性：（身高-80）$\times$ 0.7

　　理想體重的公式只是藉由簡單的數學式，讓民眾可以迅速算出自己的理想體重，但理想體重和健康兩者之間的關係還是受到很多複雜因素的影響，不能單以此為判斷的標準。

　　由衛生署所做的「2005～2008國民營養健康狀況變遷調查」可發現，國人肥胖現象的比率上升到全人口的17%。將2005～2008年之肥胖盛行率與1993～1996年的調查相比，男性不管是過重、輕度肥胖、中重度肥胖的比例都升高，分別由22.9%、8.1%、2.4%上升到32%、13%、

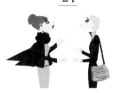

6%。女性過重的比例雖由20.3%下降為19.3%，但值得注意的是，輕度肥胖的比例卻提高了，由1993～1996年的7.6%上升為10.5%。

調查顯示，七歲至十二歲兒童的肥胖現象也與成人差不多，短短五年內，男孩的肥胖率從過去的4.9%上升到14.7%，女孩則從6.9%上升至9.1%。

從這些上升的調查數據看來，也無怪乎報紙會出現「肥胖所造成的失能及經濟損失不計其數」的標題，以及「國人十大死因中，惡性腫瘤、心臟疾病、腦血管疾病、糖尿病、慢性下呼吸道疾病、高血壓、慢性肝病及肝硬化、慢性腎臟病等八項死因與肥胖有關」的報導。

如果這些數據是在傳達一個警告訊息：肥胖是不好的，肥胖可能會造成新陳代謝症候群的問題，如糖尿病、高血壓、高血脂等。那麼，瘦，就一定比較健康嗎？

健康體重的概念

健康體重的標準

　　以上建議的健康體重標準要在BMI＝24以下，是根據流行病學資料和統計方法推論，在這標準之上的人有比較高的危險性會產生身體疾病。但落實到個人時，就非一體適用了。畢竟人人都有體質上的遺傳基因，例如家族有肥胖史的人，肥胖是遺傳體質，維持在某個高於平均體重可能對他（她）而言才是健康。如果不澄清這個觀念，很多人可能得為了保持「健康體重」的水準而拚命地努力。

　　另一方面，在臨床上又常見到一種景象：體重明明在正常或偏瘦範圍的年輕女孩，卻總覺是得自己太胖，不是相信減肥偏方，就是刻意偏食、挑食，只靠幾樣食物來支撐日常生活。健康體重的標準，對她們而言似乎「不符合理想」。

　　到底所謂健康體重，真正的意義是什麼？

　　正確的個人健康體重，應該是足以供應我們身體功能和心理功能正常運作的體重，例如女性有正常月經和排卵；男性有正常的性欲望和荷爾蒙平衡；兒童及青少年能夠順利正常發展第二性徵，以及有穩定的情緒和社交、職

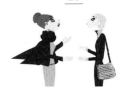

最近老是全身不舒服，腸胃問題一堆，又覺得自己好胖，心情很差！

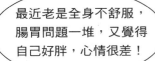

我看你瘦了很多哪！這些問題會不會和體重下降有關？

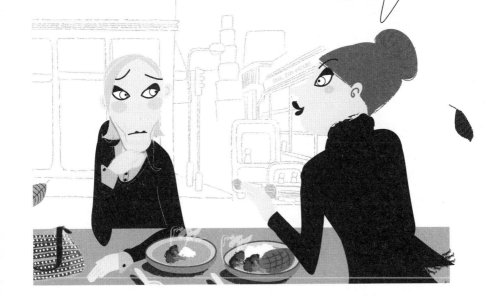

業功能等。

　　有些女性的體重在正常範圍，是因為「努力」節食和做運動減重勉強維持的結果，但可能和原來個人大部分長時間停留的穩定體重有很大落差，所以導致月經停止、情緒不穩定、社交退縮等。這情形說明，雖然體重數字是在健康體重範圍內，但對這位女性來說，卻非「個人」理想的健康體重。

影響體重的因素

　　除了疾病、藥物的因素和原來的體質可能和肥胖有關，日常的生活環境也會影響體重。

　　人與環境具有互動的關係，所以飲食行為也會受環境影響，試想，如果我們生活環境裡，食物供應非常充裕，隨時伸出手就有東西可以吃；或是環境裡充滿食物的誘惑，而且食物可以加大份量或無限取用；又或是隨處可見的超市、店家透過打折、吃到飽等種種商業推銷手法來引發食慾，那麼，在這樣的情境下，想要減輕體重就不是一件容易的事了。

　　不過，說來也奇怪，同樣處在充滿食物誘惑的環境中，有些人無動於衷，有些人便食指大動；有些人遇到

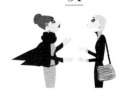

壓力不見得吃得多，反而是吃不下；有些人即使已經吃飽了，仍會想盡辦法找更多的食物以滿足口腹之欲。所以雖然在同一環境中，還是會因為各人對食物有不同的因應行為，而有不同的結果（體重變化）。換言之，如果沒有建立規律適量的飲食習慣，例如不在固定的時間飲食，或是在某些狀況吃得特別多等，也可能是影響體重的原因。

醫師小叮嚀

身高跟體重本來就因人而異，因此不應該人人都用同一個體重標準。應參考個人的體重史和家族遺傳，來做調整。

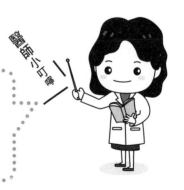

飲食為何與情緒有關？

　　大家都知道飲食和健康息息相關，吃錯食物、吃錯方法、吃錯時間、不吃或吃很少，都會帶來身體方面的疾病，真是所謂「吃飯學問大」。

　　因為每一種食物都具有獨特的化學成分，及不同的功效，例如某些食物可以刺激腦部分泌安多酚，來修復因傷痛而麻痺的情緒；又如飲食具有創造快樂、舒緩情緒或激起鬥志的神奇力量，比方睡前喝牛奶可安定神經，或清晨喝茶、咖啡可以提神。

　　因此，在某些時刻人類會藉由控制飲食來滿足、穩定或舒緩某些心理感受，甚至在某些情況下，有些人會誤以為控制飲食等於控制所有的事情。

節食造成的心理及行為反應

　　1950年，美國知名科學家凱（Ancel Keys）曾以實驗來研究飲食與情緒之間的關係。

　　這項研究邀請一群正常體重的男性自願者，在長達二十八天的研究期間，每天僅能吃比身體需求熱量低的食物，以飲食來控制體重，結果受試者在半個月內體重下降

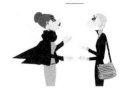

了25%。

　　實驗者觀察受試者在短時間內體重下降後,所產生的行為及心理反應,結果發現,他們逐漸將生活焦點集中在與食物相關的事物上,例如搜集食譜,討論食物烹調的方式,有人甚至考慮將來要從事與飲食相關的行業。

　　在情緒方面的影響,則是這些自願者開始出現情緒低落、暴躁、面無表情、注意力不集中、失眠、性欲下降等狀況。

　　更令人關切的是,當實驗結束也停止節食之後,自願者不用再控制飲食了,在美食當前之際,有少數人開始失去控制,吃得又多又急,似乎想要把之前損失的食物與體重趕快補回來,因而出現了暴食行為。

　　實驗還注意到,當受試者體重下降時,會抱怨自己變得身體衰弱和神經質。此外,情緒障礙會導致過度飲食,或有些人雖然還沒到達憂鬱症的程度,但在壓力情境中,「吃」完會覺得心情比較安定。這在在凸顯出飲食和情緒之間的密切關係。

　　綜合上面的敘述,我們可以說:節食對心理所造成的影響,主要是「憂鬱」和「暴食」。

肥胖、憂鬱與減重

到底是憂鬱導致肥胖，還是肥胖併發了憂鬱？近年已有越來越多的研究證實兩者呈現互為因果的雙向關係。

人在憂鬱時，吃些碳水化合物的食物可以舒緩憂鬱和疲累的心情。因此過度嗜食碳水化合物的行為，被視為情緒影響飲食的例子。

而有部分肥胖症患者則是因為容易感受心理社會壓力，常伴隨有輕重程度不等的憂鬱症狀，此為肥胖影響情緒的例子。

這也解釋了，暴食患者的減重治療效果很難長期維持，因為經常會陷入「減重→憂鬱→暴食→減重」的循環中，不易脫離。

飲食、情緒和壓力

想要知道一個人的生活作息和價值觀，可以從他的飲食行為觀察得知。例如每天三餐是規律地在餐桌前進食，還是一邊打電動，一邊啃大漢堡、喝高糖碳酸飲料？

暴食、禁食都是強迫性的飲食方式，內心被發狂的心思驅動著——無論是瘋狂連吃一百粒水餃，還是一整天連一粒米也不沾——這些不正常的飲食方式，透露出他們無

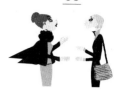

法應付生活中的壓力，產生了焦慮與無助感，而透過吃東西或限制飲食似乎可以幫助暫緩不確定感。

　　令人傷腦筋的是，許多飲食習慣不正常的人，不願意承認他人對自己的觀察。他們自認精神上穩定獨立，拒絕承認自己的飲食習慣與壓力有關聯，也拒絕去改變自己的生活。如何突破這層心理的防衛，是大家要努力的方向。

【第二章】

什麼是飲食障礙症？

飲食障礙症是生物、心理和社會文化等層面的疾病，
親友們需以同理心去了解、陪伴。

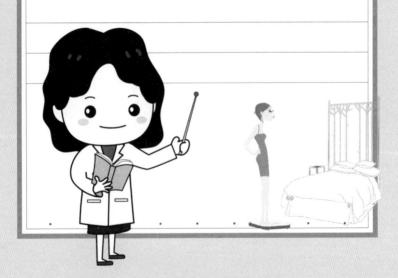

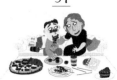

　　飲食障礙的人可能肥胖，也可能瘦骨如柴。不過其實胖、瘦都不是重點，患者對於食物的嗜吃、控制與想法，才是重點。

　　我們可以控制自己的行為，去做想做或不想做的事，但身體的反應，卻沒這麼容易控制。無論是吃太多還是不吃，生理變化都會誠實地呈現出來，清楚反應主人翁的身體是否正處在飲食障礙的危險中。

飲食障礙症的分類

　　飲食障礙症分成厭食症、暴食症、嗜食症，以及其他特定和非特定之飲食障礙症。其中厭食症早在十七世紀就已經有病例記載，但一直等到十九世紀成為臨床的確定診斷之後，才有越來越多的治療報告被公佈周知。厭食症使用「厭食」來命名，容易造成誤解，因為厭食症者不一定是不想吃，也很可能是不敢吃。

　　英國精神科醫師盧梭（Gerald Russell）在1979年首次提出「暴食症」這個疾病名稱。他認為暴食症是厭食症的一種變異型，臨床上以陣發性過度飲食、自我引吐和過度怕胖為主要特徵，他還指出暴食症個案過去可能有厭食症的病史。

　　厭食症和暴食症的共同心理特徵，是對身體形象過度在意，為了維護身體形象，會採取較為極端的減重或維持體重的方式，例如嚴格且一成不變的節食、過度運動、催吐，或使用瀉藥、減肥藥、利尿劑等病態的飲食行為。

　　飲食障礙症的形成，要從「減重」說起。

飲食障礙症的致病潛在密碼

　　大部分飲食障礙症的個案會表達他們怕胖的心理。但與其說是怕「胖」，不如說更多的擔憂來自於對身體某個部位的不滿意，例如覺得臉太大、腿太粗、肚子太凸等，每個患者對自己身體形象的描述形形色色，臨床聽到的內容什麼都有。不僅是女性，男性也有著同樣的不滿，通常在意自己的肌肉有沒有「結實感」。

　　很多患者是在青春期就開始想減重，因為曾被嘲笑「胖嘟嘟、嬰兒肥」或「肥成這樣子，衣服穿得下嗎？」儘管這些可能是無意的玩笑話，但個性敏感的青少年會非常在意，不管自己的體重是否在健康範圍內，總是堅持要減肥。

　　不少厭食症就是這樣開始的。

　　飲食障礙症大多發生於青少年或年輕的女性，占所有個案的90%以上。臺大醫院個案研究調查發現，這些個案平均發病年齡都在十八至二十歲左右，在發病前一年均有明顯的心理社會壓力，如遷移、學業壓力、情緒失落等。

　　飲食障礙症的臨床症狀包括無月經（占67.7%）、情緒不穩（占91.7%）；減肥方法則有絕食、節食、自我引

吐、引瀉、過度運動、使用藥物等。

厭食症的發病高峰期多在青少年（約十二至十八歲），暴食症比厭食症稍晚一點，約在青少年晚期與成人早期（約十八至二十二歲）。

過去以為厭食症患者多數來自中、高社經階層，近年來有更多數據顯示，重視外在形象的相關行業也是高危險群，如表演工作者重視體態之美，認為纖瘦才能表現身材曼妙的美感；有些運動比賽項目，如摔角、跆拳道、拳擊等，是根據體重來分參賽等級，選手只要在比賽前一至二周內多吞服幾顆瀉藥來脫水，就可以參加比較輕的量級組別，增加勝算。

另外，高度工作壓力者，如醫師、模特兒、演藝人員等；有身體疾病者，如青春型糖尿病患者，也是容易有飲食障礙症的族群。

無論是國內外，飲食障礙症在精神科門診都有增加的趨勢，除了患者增多，當然也可能是民眾對於飲食障礙症的認識增加，因而就診率增多。

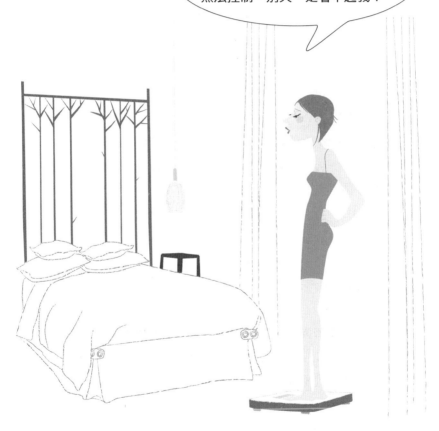

飲食障礙症的發生原因

　　飲食障礙症早期被認為是心理因素所引起的一種疾病，到了二十世紀初期，有研究學者注意到它的複雜程度，認為單獨的情緒或生理問題應不會導致飲食障礙症，必定是有許多原因交織而成，因此醫學界才從生物學、心理學、社會文化等整體面向來進行研究、綜合評估，以了解並掌握真正的病因。

　　造成飲食障礙症的原因，有下列幾項重要因素：

生物學因素

　　由於近二十年神經化學和腦影像學的進步，神經傳導介質和腦部各部位構造對飲食行為在中樞神經的控制機轉，已更為世人所了解。許多研究發現，飲食行為受到極複雜的生物學機轉影響，飲食障礙症不再只是社會文化的疾病。

　　目前普遍認為，厭食症和正腎上腺素和血清素及 β-內啡肽（β-endophin）代謝有關。而有關暴食症的研究發現其與血清促進素及多巴胺代謝有關。厭食症病人在腦部的島葉（insula）和紋狀體（striatal regions）管理味覺傳

輸的過程有障礙，所以厭食症病人的異常的食慾可能和他的知覺、內在感覺接受不佳，或和異常回饋機轉有相關。厭食症和暴食症共同有前腹紋狀路徑失調的問題，而這部位的失調所導致的情緒和回饋機制障礙，可能造成食慾調節異常。

　　然而，目前的生物學機轉與飲食行為的關係還在初步了解的階段，尚未成功應用在治療上。對飲食障礙症個案的了解和治療，現階段還是多來自於對個案心理和行為的介入。

社會集體價值觀與同儕壓力

　　「減肥」已成為現代女性的共識，以體形、體重作為評估吸引力和自我價值的根據。幾乎沒有女人不曾嘗試減肥，女性們的口頭禪幾乎都是「我太胖了」，以為瘦一點才會變得美麗，人生才會更有希望。

　　這也是為何正值花樣年華的少女們，把自己餓到前胸貼後背，卻仍抱怨「太胖」的原因。然而，她們不知道如此下去，將會不知不覺地陷入罹患飲食障礙症的危險中。

　　同儕壓力也是形成飲食障礙症的因素之一。如果一個人生活在大家都想減肥的團體之中，就有可能因為同儕的

壓力而加入減肥行列。若是同儕中有人有厭食或暴食的行為，便也可能出現模仿行為。

自我控制與完美主義

飲食障礙症患者常帶有完美主義的性格，以為理想中的自己和現實中的自己差距過大，必須採取極端減肥的方式以達到完美境界；他們自我要求嚴格，一旦決定減肥，一定執行得徹底又完美。

此外，飲食障礙症患者也有可能因為無法順利適應新的環境，如轉校、轉職、搬家等，不知道如何調節內在情緒，遂使用節食的方式來控制和處理騷動的情緒。

有些暴食症患者可能是性虐待、亂倫強暴、性騷擾等的受害者，想藉著食物來掌握身體或潔淨靈魂。

人格傾向

人格特質會影響一個人調節情緒的能力，如厭食症會有逃避傷害、無情緒（對內在情緒狀態無感）的特質，暴食症則會有行為失控、情緒不穩定的特質。

飲食障礙症的孩子往往從小追求完美、自律甚嚴，回家主動做功課、做家事，體貼得不得了，不製造麻煩，很

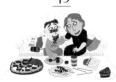

多事情不假手他人，寧願獨自完成。卻也因為太自律了，以至於經常傾聽別人訴苦，卻不會主動與人討論自己的困難，希望自己在大家心目中是充滿陽光的人。

這樣的個性容易鑽牛角尖，欠缺變通的彈性，有些人就會用食物來減輕內心的壓力，自然養成逃避心態，演變為過度依賴食物。因為，吃多少、或吃什麼食物是容易決定的事情，沒有人可以去指揮、逼迫他人何時應該吃飯、每餐吃多少東西，而且暴飲暴食傷害到的人，只有自己。

家庭環境

有學者認為，飲食障礙症是患者為了脫離父母權威、家庭悲劇的表現。父母情感失和離婚，便將孩子當成是自己的財產，進行隱性競爭和衝突。在這樣的家庭長大的孩子，自幼心靈受創，無法建立自尊和自信，於是容易透過節食和飢餓感所產生的身體刺激製造出疾病，來轉移家庭風暴，脫離被父母控制的窒息感，藉此奪回自我控制權。

這些都是錯誤的自我控制，凸顯了個案對自己身體存在錯誤的認知，導致廣泛性的無力感。

另外，有些個案總是有家人在減重，或是有少女堅持不吃加工食品，那可能是受到家庭飲食習慣的影響。例如

有機高纖食材對中年的父母親或許有助於減輕代謝症候群的困擾，但對正在發育中的青少年而言，倘若「徹底」執行這樣的飲食習慣，有可能造成營養不良。飲食障礙症常合併「不理性思考」，使人易有過度解讀事物的傾向。成長發育所需的是均衡飲食，若長期執著於非有機高纖食材不吃，反而會導致營養不足無法維持正常發展所需，而出現健康警訊。

孩提時代的飲食和家庭經驗，會影響日後這個人的飲食習慣及與其他人的互動，也可能是致病的因素之一。

解讀心理社會成因時，要注意其推論。環境因素固然扮演某種角色，但只在有特定人格特質或體質的人身上才會出現問題行為。並沒有任何一個上述的心理社會因素是飲食障礙症的必要因子。不當的飲食行為是生理－心理和社會因子互動的綜合結果。

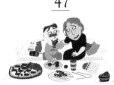

飲｜食｜障｜礙｜新｜知

年輕女性厭食暴食嚴重，
日本將設立飲食障礙支援中心

　　近年來，日本很多年輕女性患上厭食及暴食等飲食障礙症，而又得不到及時治療。為此，日本厚生勞動省決定從2014年開始，在全國設立幾處飲食障礙症患者的支援中心，在接收患者進行治療的同時，也對新治療方法展開研究。

　　據日本放送協會（NHK）電視臺消息，日本厚生勞動省介紹，患上厭食及暴食等飲食障礙症的人中，年輕女性患者居多。2%的女初中生患上飲食障礙症，其中有人營養失調，有人得到傳染病，甚至還出現了死亡的例子。

　　但可以接受相關住院治療的醫療機構，全國只有二十處左右，有很多患者得不到適當治療。因此，日本厚生勞動省決定，從2014年度開始在全國設立多個支援中心。幾家接受飲食障礙症患者的綜合性醫院等將被指定為支援中心，接受全國各地醫療機構介紹來的患者。

　　此外，還有一處支援中心收集患者相關資訊，用於研究新的治療方法及研擬治療方針。

同理陪伴，培養正確進食習慣

　　飲食障礙症患者的家屬親友有必要閱讀相關醫療訊息，或與醫師諮詢，來增加飲食障礙疾病方面的正確知識。唯有對這些病症有足夠的了解，才能提供患者需要的幫助。

　　飲食障礙症是心理與生理層面兼具的疾病，親友們需以同理心去了解為何「吃」這件事對患者來說這麼困難，明白無法正常飲食是一種疾病。千萬不要諷刺責備患者「又不是沒有東西吃，吃有這麼難嗎？」因為他們的個性本就不太容易改變，又容易鑽牛角尖、對別人的意見無法彈性思考，責備諷刺的話語只會加劇患者心理和生理上的煎熬，特別是青少年。

　　在診間，我常看見父母強迫孩子接受自己的意見，引起孩子強烈的反彈，不管好壞什麼事都怪罪父母，譴責父母「都是你害的」，甚至威脅父母說要餓死自己，拒絕繼續治療。因此，若父母能對疾病有正確了解，就不會將孩子不吃東西的行為視為反抗，或把孩子的解釋當成狡辯，而能以同理心對待孩子的苦處，陪伴孩子走過這趟辛苦的治療之路。

　　當然，部分患者可能觀念偏差或是較不自律，需要有人在旁陪伴、督促，不然他們會編出一堆似是而非的道理，例如說「現在不是有一堆文明病嗎，都是因為營養太好，我這樣吃才是健康啊！」聽得醫師啼笑皆非，因為他其實已經營養不良了。

　　以一般人而言，用餐時間到了自然會吃飯，暫時將工作、功課擺在一邊，放鬆地享用餐點，不需提醒，很自然地便會為自己的需求進食。

　　但對部分患者來說，吃東西在他的生活裡似乎是少掉的一片拼圖，跳過一餐不吃是經常發生的事，進食這件事彷彿不在日常生活的行程中。他們會替自己不吃東西的行

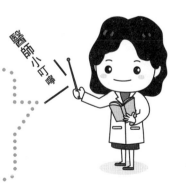

醫師小叮嚀

　　建議父母從生理、心理狀況去了解孩子為什麼有飲食障礙，盡量避免用權威或極端的話語刺激孩子，如此才對治療有正面幫助。

為找理由，說自己「忙到忘了吃飯」，也不認為自己在減重。這是出於認知上的偏差和疏忽。進食是極為本能的生理需求，但有人卻需要被提醒才會吃，而且必須刻意去培養進食的習慣。

尤其現代人非常忙碌，三餐經常以外食來解決，家人也不一定聚在一起吃飯。可是，當孩子出現飲食障礙症，父母就有必要減少外食了，全家要有一起對抗疾病的決心，把它當成一門功課來學習，盡量找機會與孩子一起吃飯，一天起碼要有一餐督促孩子將食物好好吃完。若真的力不從心，則至少委請老師或同學幫忙看顧，透過同儕的力量來提醒，對青少年的孩子也是很大的幫助。

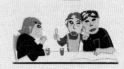

【第三章】

厭食症

患者常常把外表的身體形象與自身能力劃上等號，
倘若體重失控了，就表示自己是失敗者。

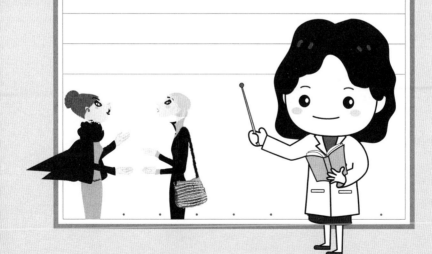

　　臺灣媒體經常報導國內外知名人物罹患飲食障礙症的消息，基本上民眾對於厭食症、暴食症多能耳熟能詳。

　　最初是於1983年不幸猝逝家中，享年三十二歲的凱倫・卡本特（Karen Carpenter）。她是在臺灣知名度頗高的美國木匠兄妹合唱團（The Carpenters）的女主唱，因罹患厭食症，不得不中斷如日中天的演唱事業，專心治療，雖然體重一度從三十六公斤上升到四十五公斤，終究不敵病魔而辭世。

　　卡本特罹病的事件，使臺灣民眾對「厭食症」這個新興的文明疾病，有了初步的認識。十年後，日本藝人宮澤理惠、中森明菜等人相繼罹患厭食症，她們枯瘦不成人形的照片，在雜誌上廣為流傳，厭食症在臺灣逐漸受到民眾的重視。其實，不少臺灣藝人也都因維持身材或工作壓力太大而罹患此病。

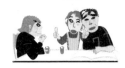

厭食症的診斷和分類

厭食症多起因於患者對自己身體意象的扭曲,患者認為自己過胖,或是害怕增重,節食觀念錯誤,又極端執意持續過度減重的方法。厭食症患者幾乎都會否認自己的不舒服,一般醫師對這類疾病的病徵亦不熟悉,所以厭食症經常不容易早期診斷和發現。當有患者(尤其年輕女性)發生不明原因的體重減輕,在排除明確的身體(生理)疾病後,特別建議應將厭食症列入鑑別檢查的項目。

在一味追求瘦身的價值文化中,年輕女性在進行日常飲食時,很容易下意識的減肥、減重。我們常看到許多外表不胖、體重也沒超標的年輕女性,認真、努力的節食,一心只想將體重控制在自己設想的某個數字之內,好讓外表看起來更瘦一點。換句話說,這些女性在潛意識裡,就想經由節食來限制進食時的食物熱量,以維持外表苗條的身材。然而,這樣的想法、行為,通常也是慢性厭食者的特徵。

厭食症的診斷標準

根據美國精神醫學會《精神疾病診斷與統計手冊》

第五版（*The Diagnostic and Statistical Manual of Mental Disorders, DSM-5*）的厭食症診斷標準如下：

1. 限制應該攝取的身體所需能量，且從其年齡、性別、身體發展與生理健康來看，體重明顯過低。

2. 強烈害怕體重增加或變胖，或即使體重偏低仍持續抑制體重增加。

3. 個案在覺知自己的體重或身材方面有障礙，其體重或身材對自我評價有過度的影響，或持續無法體認目前低體重的嚴重性。

《精神疾病診斷與統計手冊》第五版的診斷標準，與過去版本不同之處在於：

1. 過去比較重視評估患者拒絕進食的意圖，以及節食過程時所遇到的困難，新版（DSM-5）則改從行為層面去描述。

2. 過去的診斷標準裡有「無月經」這一項，但新版已取消。因為在符合其他診斷標準的厭食症患者中，不是全部都有月經停止的症狀，有些人的月經仍然正常，而且該診斷標準無法使用在少女初經之前、使用口服避孕藥、更年期停經婦女、男性等對象

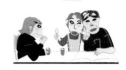

上。不過，重要的是，不論有無這個標準並不影響病情的判斷和嚴重度

　　除了DSM-5有描述性的「體重」標準之外，根據世界衛生組織（WHO）所訂定的《國際疾病分類》第十版（*The International Statistical Classification of Diseases and Related Health Problems 10th Revision*, ICD-10），將BMI＝17.5kg／m²訂為厭食症診斷的身體質量指數標準，並藉此指數提供一個客觀易懂的標準，當指數低於這個標準時就應有所警覺。

　　體重若極度過輕，將導致月經停止、全身無力、頭暈、腹部不適、嘔吐、便秘等，嚴重時甚至可能死亡。但是如前所述，每個人的健康體重不應該是同一個標準，厭食者也一樣，因此應該由醫師依據臨床上患者的認知、心理、行為表現的嚴重性來判斷。換言之，除了以低於「正常的最低體重」為標準之外，還必須綜合考量年齡、性別、發展階段和身體狀況等條件。最重要的是，低體重已影響到個案的生理或心理功能，使其無法再維持學業、工作，以及一般人際關係等社會功能時，才是符合厭食症的

疾病診斷。

　　有些厭食症個案會否認體重減輕，或表示是出於其他健康或身體等因素，如吃飽了會有腹脹、腹痛或嘔吐等不適狀況，並非故意要節食。這也是為何患者初期一定會先去看腸胃科醫師的原因。

　　厭食症患者通常拒絕維持年齡和身高所應有的最低正常體重。「瘦」是臨床診斷厭食症的第一個要件，患者對於體重、體型的認知與感受通常是有問題、有障礙的，他們常常把外表的身體形象與自身能力劃上等號，相信若能夠管理好自己的體重，就表示很有能力，可以將一切掌控在計畫之內；倘若體重失控了，就表示自己是失敗者，所以極度在意身體形象和體重，甚至覺得只要吃一點東西，身體就會像吹氣球般膨脹、發胖起來，而且極為留意他人對自己身材的批評。

厭食症的類型

　　根據病程中所表現出來的異常飲食行為來區分，厭食症有兩種亞型（即次分類）：

　　1. 節制型

　　　　強迫自己不吃東西，卻又非絕食，而是嚴格限制

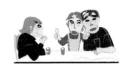

飲食，刻意節食。經由減少攝取食物，或從事過度運動，使體重明顯下降；不會有暴食、催吐、利尿劑與瀉藥濫用等情況。

2. 暴食和／或清除型

暴食後會有清除的行為，如催吐、使用瀉劑、利尿劑等，來達到減輕體重的目的。

約半數的厭食症患者同時有節食及暴食行為，特別是發病前有肥胖狀況的個案。有一些則是沒有明顯暴食，但習慣使用大量瀉藥來幫助排便通暢，仔細問起來，也不是真的有便秘，可就覺得要每天排便才安心，或吃得不多但是一直催吐，這就是單純清除型的厭食症。

約有一半的厭食症患者初期屬於節制型，限制自己的飲食量和食物內容，當瘦到一個程度後，因為抵擋不住想吃的衝動，另一方面又「怕變胖」，因此可能會轉變成暴食清除型——大吃大喝之後，再催吐把胃裡食物吐出來，或想辦法立刻排泄出來，陷入「暴食／清除」的惡性循環之中。

這種有暴食清除情況的厭食症患者，與暴食症患者的行為類似，但他們吃下的東西比暴食症患者少，

清除食物的行為則執行得更徹底，所以體重低於應有的正常體重。

簡言之，節制型患者不喜歡吃東西，病況嚴重時，甚至無法忍受任何食物入口；清除型則不排斥食物，卻會在進食後深感罪惡，再動手去讓食物嘔吐出來，或透過吃瀉藥、利尿劑清除。

【案例】

暴食又憂鬱的美貞

十八歲的美貞，身高一百六十公分，父母從事基層勞動的工作。母親習於掌控大權、挑剔細節，父親雖然較護著孩子，但親子關係疏遠，很少溝通。

高二那年暑假，美貞很單純地想要減重幾公斤，使自己看起來苗條一些。她每天專注在減肥這件事上，靠著三餐節食和運動，兩個月內竟減重二十公斤，只剩下三十四公斤。

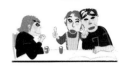

　　之後不知從何時開始，她突然愛上甜食，有一次居然吞下一整個巧克力大蛋糕，肚子脹得不得了，不小心吐了出來。她發現這樣的過程「很舒服」，於是開始白天不進食，晚上大吃一頓，吃完又立刻吐掉，結果體重增加到四十公斤，而且月經一直沒有來。為了克制白天不吃東西的飢餓感，她又偷偷吃減肥藥來抑制食欲，但還是無法減輕晚上暴食的情況。

　　自從有了暴食行為，美貞的心情經常盪到谷底，日益憂鬱，家人陪她去私人精神科診所看診，接受每周一次的心理治療。治療持續了一年，諸多症狀仍無法改善，於是被轉介到大醫院精神科住院治療，經評估為厭食症合併有暴食症狀，也就是暴食清除型的厭食症，而美貞的憂鬱症狀也已到達重鬱症的標準。

　　美貞住院治療時，以五十公斤為目標體重，成功重新建立正常飲食習慣，不再發生暴食、嘔吐的情形，並針對體重和身材的錯誤認知，進行認知矯正。此外，她也同意服用「血清素再吸收抑制劑」來治療憂鬱症。

　　剛開始醫師規定她每天吃六餐，每餐三百卡路里。然後逐漸增加到一餐五百大卡，美貞也相當配合，因此醫師讓她開始有食物選擇的自主權，可以和醫護人員、營養師

討論想吃的食物。住院期間只要體重增加，她就可以獲得一些特權，如參加病房的社交活動、打電話或見訪客。

在體重減輕或無增加時，除了參加團體治療、家族治療和職能治療的時間外，她被限制在病房內，每餐飯後一小時內禁用浴室，避免自行催吐。每餐進食中、進食後，都有治療人員陪同談話，瞭解她治療過程中的想法。

住院兩個月後，美貞持續進步，此時卡路里的供應必須根據體重變化來適度調整，以達到目標體重，所以改成每天進食三次、宵夜一次。一周後，開始在醫院餐廳吃飯，有幾次可以在家人或醫護陪同下，到外面餐廳吃飯。

透過認知治療，美貞對自己的體重、身體形象有全新的認知，開始觀照反思，了解問題可能來自於自卑感和害怕異性的壓力，也觀察自己在暴食衝動出現時的想法和感覺，並學習去處理它們。

美貞雖然還無法用更多元的策略去應付家庭壓力，但她願意改變自己的人生。出院後，經過九個月的門診追蹤，體重及飲食都維持正常，月經規律，沒有暴食或嘔吐，便停止服用抗憂鬱劑。現在的美貞，已經恢復正常生活，每天半工半讀，努力準備考大學。

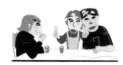

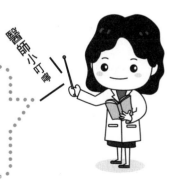

醫師小叮嚀

厭食症患者會過度在意體重,也很在意別人對自己的看法。除了就醫治療以外,家人的同理心、支持協助、長期陪伴,以及一同成長,也是很重要的!

厭食症的病程發展

　　厭食症過去被認為僅存在於西方國家，好發年齡以青少女居多，每千位青少女之中約有四至九位是厭食症患者。臺灣十幾年來臨床案例也逐漸增加中。2007年有一項針對臺灣高中生所進行的學校調查顯示，臺灣的盛行率推估每千位少女中就有一位厭食症患者。

　　臺灣的數據表面看起來比國外低，但其嚴重性與複雜性則不容忽視。至今一般大眾還是無法以同理的心態接受飲食障礙症，更遑論去了解這個疾病的真貌。

　　另外值得一提的是，雖然患者大部分是年輕女性，和男性的比例是九比一，集中在青春期到二十多歲，不過近年來也逐漸有中年婦女出現類似病症。的確，厭食症一般好發在國高中階段，這與青春期的成長因素有關，但並不意謂成年人不會罹病，也曾有成年男性或青春期前兒童的個案發生。

　　關於厭食症的原因，外界認為關鍵在於媒體過度渲染「瘦即是美」的審美觀念，導致民眾過度重視體重而致病。事實上，厭食症與生理、心理、社會等因素有關，致病原因尚在研究、釐清中。

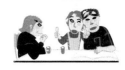

　若想要戰勝及治療厭食症，還是必須回歸到最簡單的原則，就是認知「唯有能維持正常生理功能和情緒平衡的體重，才是『理想的體重』，體重過輕或過重都可能影響身體功能和心理功能的正常運作。」然而，厭食症是集特殊性格（拘謹或衝動）、想法（在意身體形象）和體重下降等複雜問題所產生的疾病，要個案有「理想體重」的認知實屬不易，臨床上更有抗拒治療的困難。

　厭食症的病程發展是隱藏而漸進式的，病程通常進行很久，不管患者的就醫年齡為何，都應盡量追溯到青春期時的體重，和就醫時做比較，才知道體重的落差有多少。

　前面曾提到厭食症常發生在十二到十六歲的女性，但一直到二、三十歲也可能發生。因此疾病開始前的壓力，也就是該年齡層可能遇到的壓力，例如上學、轉學、考試、升學、外地求學、身體發育、家庭變故、父母離婚、初戀、失戀、步入社會、工作適應、失業、結婚等。在漫長的病程中，通常是在身體出狀況或人生有變動時，患者才會來就醫。

　患者在罹病初期，胃口一切正常，只是特別在乎身體形象給予他人的印象，於是開始刻意控制食量，三餐找藉口不吃米飯，只吃水果或餅乾等零食，飲食的質與量都不

夠。有的患者則偶爾暴飲暴食，然後在吃完東西後進行催吐，或使用瀉劑、減肥藥，甚至過度運動等辦法來降低體重。通常患者及家人一開始不覺得這樣有什麼嚴重。

　　長久下來，患者因為食量太小、體重下降，造成腸胃蠕動不佳，多吃一點點便有腸胃不適的症狀，於是更不敢吃或不想吃，若勉強吃就會嘔吐。一旦身體得不到維持日常活動所需的熱量時，體重就會降得更低，逐漸發展出更多的身體問題。

　　在國中時期罹病，並積極治療的個案，預後情況通常比較好。研究證實是因為青少年成長時期，對父母還有一定程度的依賴，父母親對子女仍具有相當的影響力，若父母具有病識感，就會積極幫助孩子投入治療，因而孩子痊癒的機率相對較高；相反地，成年個案的自主性強，若拒絕求醫，旁人也無法說服，預後的情況必然受到影響。所以，在青少年這個階段，父母親若能多花一點心力，對治療的效果絕對有幫助。

　　如果患者一點也不在意體重過輕所帶來的諸多不適及嚴重性，那麼，身邊親友勸誡提醒時要小心，因為這樣的患者拒絕相信自己太瘦的事實，內心強烈害怕體重持續增加。當他們聽到旁人問起：「你會不會太瘦了？胖一點比

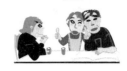

較好看，是不是應該多吃一點？」時，負面的反應都很強烈，他們堅信自己此刻的模樣才是最完美的。

　　也因此，患者容易將外界的警訊視為他人對自己的負面評價，而產生反抗或嫌惡感。為了不想招惹太多的麻煩或辯解，遂演變成「報喜不報憂」——對家人謊稱有定時吃飯，可是體重沒有任何變化，甚至繼續往下掉。家人十分氣惱患者的行為，患者也討厭家人的干涉。每每碰到這樣的情況，肯定會發生家庭衝突，特別是青少年常直接向家人嗆聲，家人希望他能多吃一點，患者卻覺得囉唆嘮叨，於是雙方衝突愈演愈烈，大大影響治療的效果。

如何觀察家人是否為厭食症患者？

正在節食中的人通常會有哪些行為？最常見的是跳過一餐不吃，或經常運動。厭食症患者也有一樣的行為，乍看之下沒什麼異常，但若仔細觀察，會發現厭食症患者的行為會比起一般節食者更強烈、徹底一點。

每到吃飯時間，他們習慣獨自用餐，或是刻意省略一餐，還會拒絕與家人或朋友一起吃飯。除了個性較敏感外，也是想要省略社交上的麻煩。

因為厭食症患者的飲食量相當少，旁人看到時總不免會脫口問：「怎麼吃得那麼少？」這種無心的提問與關切，對患者來說，是壓力來源。他們認為，既然已經決定節食，當然會限制每餐食量，而且吃多、吃少或不吃是我個人的選擇及隱私，外人無權過問太多。為了不想與旁人因為飲食觀念不同而發生衝突，便寧願獨自用餐，或是半夜趁家人熟睡時才用餐。

另外，還有生活裡一些關於飲食的細節，例如他們會為親友準備豐盛的食物，自己卻只挑少量的低卡路里食物來吃；吃東西的速度很慢，要咀嚼很多次才下嚥；雖然食量很少甚至不吃，但會儲藏食物。

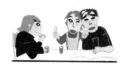

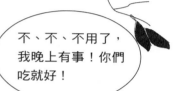

你好久沒跟大家吃飯了，今天要一起來嗎？

不、不、不用了，我晚上有事！你們吃就好！

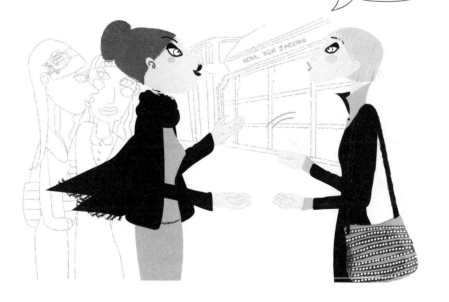

　　當父母發現孩子在吃飯時間經常藉故走開，或不願與他人一起共餐、自己去另一個地方進食、找藉口先做其他事情後再一個人吃飯、突然開始吃素或是開始過度運動，以及服用減肥藥、瀉藥等，就要提高警覺，這些都可能是罹病的徵兆。

　　以上所述的飲食行為或習慣，儘管未必到達疾病診斷的標準，仍算是異常跡象，旁人只要留心，都觀察得出來。如果真的發展到疾病的程度，還會不時再出現其他奇怪的飲食習慣。

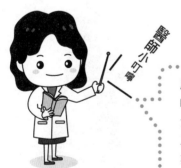

醫師小叮嚀

厭食症的形成時間很長，不是短時間內造成的，了解節食者對於食物的態度很重要。所謂「冰凍三尺、非一日之寒」，有一些早期的徵兆不難被發現。

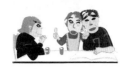

厭食症的臨床表現

早期的研究中，並沒有特別注意厭食個案控制體重的方法，直到七〇年代以後，發現有些患者為了控制體重，不僅限制進食的份量外，還在吃完大量食物後立刻催吐，此時臨床才開始探討如此異常的飲食行為。

控制體重

個案會經常檢查自己的體重有沒有上升，將能否成功減重視為自我紀律的表現。儘管已經變成了皮包骨，還是嫌不夠瘦，想減掉更多體重，如果沒辦法成功減重，就會陷入焦慮和恐慌的漩渦中。

1. 禁食或偏食

厭食症使用「厭食」二字來命名，很容易造成誤解，以為患者是因為沒有食欲才不願意吃東西。其實厭食症患者胃口正常，會有飢餓感，也相當注意食物熱量，但出於強烈恐懼變胖的心態，他們不是不想吃，而是不敢吃，寧願壓抑想吃東西的渴望，也要努力追求瘦身。患者心裡其實非常掙扎，充滿了對進食的矛盾。

有些患者會對各種食物表現出高度興趣，花很多時間準備很多佳餚，但卻不敢盡情的吃；或是強迫別人吃，自己一口也不嘗。此外有些患者則是對某些食物有癖好，經常可以長期只吃同一種食物，或是對烹調特殊或口味特殊的食物情有獨鍾。

2. 斤斤計較卡路里

厭食症的節制型患者通常備有一份飲食清單，絕對不吃不在清單內的食物，更拒絕非減重食物，態度非常堅決，持續不懈地執行。

女性厭食症患者常懂得如何替自己弄出熱量較低的食物，不讓別人幫忙準備餐飲，斤斤計較卡路里的高低，精確計算出一餐只能吃進多少大卡，這些飲食習慣明顯跟常人不太一樣。

3. 細嚼慢嚥吃很久

正常人吞嚥食物是迅速咬幾口就吞了下去，節制型的厭食症患者則很有耐心，慢慢吃、慢慢咀嚼，食物一定要咀嚼得很細後才下會嚥下去，或是咀嚼大量的食物卻不吞下。

4. 儀式化的飲食習慣

有些患者有大量囤積食物的習慣，自己卻對這些

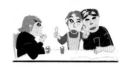

食物沒有興趣，純粹只是為了買來囤積，享受滿櫥食物所帶來的滿足感。有些患者則是要有一定的進食時間，一定要在幾點吃，或吃東西有一定的順序，或一定只吃什麼，無法遵守或找不到那樣東西時就不吃。這些限制降低很多進食內容和次數的彈性，結果自然就吃得少。

此外，當家人、親友要求患者吃多一些時，患者經常會要求跟對方玩「你吃一口、我吃一口」的遊戲作為交換。家人被迫扮演分享食物的角色，弄到最後比患者吃的東西還要多，個個比患者還要胖，而最需要補充營養的患者，幾乎沒有吃下多少食物，導致患者和家人的關係變得緊張。

過量或強迫性行為

1. 過量的運動

飲食障礙症患者有過度運動的現象，為了消耗卡路里，他們經常狂作運動，有如田徑隊集訓般，每天二百個仰臥起坐，或每天跑五千公尺、跳繩一千次。每天只要不運動到某種程度就會渾身不對勁，其目的只在於減輕體重，並不是健康的運動方式。

2. 清除行為

曾有個案持續十天以上，每天只吃二支巧克力棒。或如儀式般，一口飯要嚼上四十次以上才吞嚥。也有個案在進食後用手指挖喉嚨，或壓迫上腹部，久而久之練就催吐的功力，只要在吃得很脹時，腹肌稍微用力即可催吐，有的則是在睡前喝下大量的牛奶，靠著半夜不斷腹瀉來減重。

患者可能因為長期體重過輕而導致營養失調，看起來病懨懨的，但在體重剛下降的初期，例如在BMI=16公斤／平方公尺時，意志力和精力是旺盛的，整個人充滿活力，專心致力於減重的目標，並且維持正常的生活作息，固定上班或上學。此時，個案正享受減重有成的成就感，還沒有陷入惡性循環中，所以難有意願配合就醫與治療。

厭食症合併的身體症狀

1. 腸胃道障礙

有一部分的厭食症患者不是以怕胖為主訴，而是以抱怨脹氣、強調沒胃口或不餓等生理狀況當做不吃或少吃的藉口。的確，飲食障礙症患者幾乎百分之百

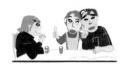

會有腸胃症狀，不過，只要經過營養復健，通常會有改善。

10%的患者在飲食障礙症確診之前就有有腸胃症狀，80%是在飲食障礙症發生期間出現，而有10%的患者是在飲食障礙症康復之後，腸胃不適的症狀仍然持續。

腸胃障礙和飲食障礙症，兩者常是互相影響、互相加強的。飲食障礙症中的某些行為，如自我催吐、濫用清除物質，往往引發噁心、嘔吐，致使體重減輕。而體重下降又會導致腸胃道功能異常，讓患者更不想進食。若又有其他精神上的症狀，如焦慮和憂鬱，則會進一步引起或加重腸胃道的不適，形成惡性循環。

2. 其他身體症狀

厭食症患者因為嚴重營養不良和過度的清除行為，經常合併以下的身體問題：

（1）外表瘦弱，發育遲緩，甲狀腺功能低下，心跳緩慢，低血壓和低體溫。

（2）貧血及白血球低下。

（3）電解質不平衡：低血鉀會引起全身無力及肌肉疼痛，嚴重時會導致心律不整甚或心

跳停止；催吐者會有鹼中毒，常使用瀉劑
者會有酸中毒。

（4）肝功能異常：長期禁食會引起肝臟脂肪性
病變。

（5）腸胃不適：常有腹脹及慢性便秘。

（6）月經停止，性欲降低，不孕症，早產。

（7）骨質疏鬆症和骨折等。

（8）掉頭髮、怕冷和長出像嬰兒期才有的細軟
的毛髮，俗稱胎毛。

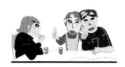

〔圖一〕厭食症合併的身體問題

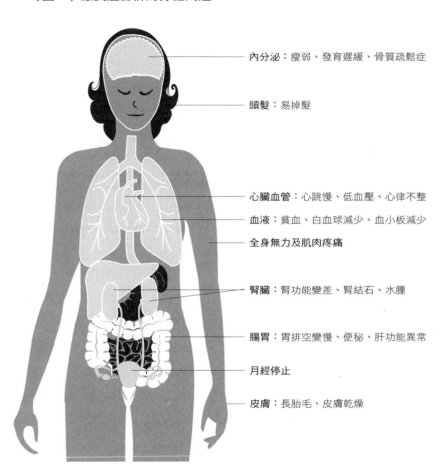

內分泌：瘦弱、發育遲緩、骨質疏鬆症

頭髮：易掉髮

心臟血管：心跳慢、低血壓、心律不整

血液：貧血、白血球減少、血小板減少

全身無力及肌肉疼痛

腎臟：腎功能變差、腎結石、水腫

腸胃：胃排空變慢、便秘、肝功能異常

月經停止

皮膚：長胎毛、皮膚乾燥

隱藏的男性厭食症

生活在歌頌苗條的年代，社會要求女性背離本能的生理指令，在發育成熟最需要增加體重或脂肪來維持雌性激素含量，以達到繁衍子孫重責大任的階段，期望她們維持纖瘦的身材。反觀男性，雖然沒有被如此要求，但其飲食障礙症的比率也占所有飲食障礙症的10%至15%。

臨床上，男性的厭食症容易被忽略，診斷率也被低估，可能原因在於社會對兩性體態的期待不同。一般來說，體重減輕多半只是外觀上的改變，因此，想要從外表狀態來判斷是否為厭食症患者並不容易。女性也許可以從有無月經來評估判斷，而男性就比較沒有明顯的生理症狀可供參考。

臨床上，對於男性以體重下降、腸胃症狀為表現的就醫主訴，較少會考量到厭食症的診斷，以致患者及家人沒有適當的病識感。再者，男性較常以激烈運動來控制體重，較少服用瀉藥、減肥丸等，推測可能是男性的代謝率比女性高，比較容易控制體重，不需要藉助藥物。因此，男性患者被診斷出來的時間往往比女性晚，通常是要到病情較嚴重時，才被醫師懷疑應該是罹患了此病。

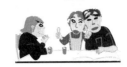

【案例】

自認沒有刻意減肥的文俊

　　文俊自幼學業優異，日常生活規律，外表斯文俊秀，熱衷參與社團活動和運動，和異性的交往也很正常。二十六歲時，因長期腸胃道疾病住院，內科病房會診精神科，原因是一百八十五公分高的他，近四年來體重竟然從七十二公斤降到四十八公斤。

　　在體重發生變化之前，文俊的食量為一餐兩碗飯。大三時準備研究所考試，約同一時間開始經常上腹部不適、噁心。某一次飯後腸胃突然極度不舒服，便逐日減少進食，以免引發身體不適，結果一年多內，體重明顯下降到五十八公斤。

　　但文俊拒絕去醫院，仍持續打網球、每天快跑，不擔心體重下降。考上研究所後，為逃了避兵役，開始減少吃食、配合規律運動，刻意把體重降到免服兵役的標準。他否認有催吐、服用瀉藥或其他藥物。研究所最後一年體重下降到四十七公斤，上腹部疼痛和腹脹加劇，食欲明顯下降，吃一、兩口飯就覺得飽、噁心，還有便秘困擾，曾做

過腸胃鏡檢查，顯示有慢性胃炎、逆流性食道炎。醫師開胃藥給他吃，但症狀沒有明顯改善。

在與精神科醫師會談時，文俊態度稍有防衛，他不認為自己變瘦，也否認刻意減肥。會診結果診斷為厭食症。治療初期，先以高卡路里液狀餐補充營養，之後再改為少量固體食物，體重順利上升至五十二公斤。

文俊出院後兩個月順利完成研究所學業，但進食和體重恢復的情況不見改善，在家休養期間，怕吃太多又會腸胃不適，故又恢復只吃少量食物的習慣。由於情緒不穩定，無法外出求職，只好再度轉介到精神科門診安排住院治療。

由於社會期待的差異，男性厭食症患者普遍會否認自己很在乎體重，有些個案以腸胃道症狀為初始表現，造成此類個案診斷上的困擾。

從文俊的成長史來看，他重視整齊清潔，留意外型，日常生活規律，學業的自我要求高，此種要求完美的個性就是患病的危險因子之一。這類型個案對治療和會談時的態度被動，不揭露自己對體型和飲食的過度關切，使周遭

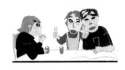

的人容易忽略他的問題。

　　厭食症患者男女的臨床症狀表現有相似之處，併發症及治療方法也沒有明顯不同。若真要說兩性有什麼差異，就是女性患者有較多情緒、人格及適應的共病問題，男性則是物質濫用、精神病、器質性精神疾病等問題較多。也因男性厭食症較難進行大規模及嚴謹的調查，文獻報告大多只有零星個案或小規模的個案控制研究可提供參考。

飲｜食｜障｜礙｜新｜知

年輕男性的飲食障礙
容易被忽視

　　一般人總認為，飲食障礙（尤其厭食症）是女性的「專利」。2014年4月在《英國醫學雜誌公開版》（BMJ Open）發表的一份研究指出，紙片人並非女性獨有，約10%的飲食障礙症患者為男性，但社會普遍沒有正視這個問題。

　　飲食障礙症好發於青少年時期。劍橋大學（Oxford University）及格拉斯哥大學（Glasgow University）的研究團隊找來三十九名曾接受過飲食障礙治療、年紀介於十六至二十五歲的男女進行訪談，發現年輕男性的飲食障礙問題，無論是診斷、治療或是研究層面，都遭到嚴重低估。

　　這有部分是因為男性對厭食症、飲食障礙等疾病缺乏了解。拼命節食，執迷於計算卡路里，飽餐一頓然後

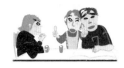

嘔吐，對運動瘦身的痴迷等等，有些男性患者甚至已經到了傷害自己的地步，卻依然認為，飲食障礙是女人的事，與自己無關。因此，男性患者往往要經過幾個月甚至幾年時間，才發現自己罹病。

主持此研究的賴桑恩（Ulla Raisanen）及杭特（Kate Hunt）博士指出，社會對性別的建構與認知是造成診療失能的主要原因。許多男孩面對飲食失調問題時，往往選擇隱忍不說，錯失了求醫的時機。

正常飲食倡議組織Beat的公關主任桑戴克（Leanne Thorndyke）指出，飲食障礙的成因極為複雜，除了遺傳因素外，來自於文化及社會壓力也造成了少男的煩惱，網絡上、媒體上、廣告中隨處可見的有著完美身材的半裸男模，往往會給他們帶來無形的壓力，他們也希望擁有健美的肌肉線條以及健康的膚色。

研究人員表示，應該鼓勵男性在出現飲食障礙的症狀時，勇敢地說出來，並求助醫生。

厭食症的就醫與治療

就醫概況

厭食症的病程通常很長，呈漸進式發展，旁人如果僅與他們短短相處十天半個月，會覺得這個人只是太瘦了點，其他面向還滿正常的，無法馬上察覺出病情。但如果從身心健康的標準來看，就會發現早他已是明顯過瘦，且認知偏差已經到達了臨床診斷為疾病的程度。然而，鼓勵厭食症患者就醫的困難之處，就在於個案會否認自己過瘦的事實，不覺得自己有什麼大不了的問題。

厭食症患者缺乏病識感，堅持自己在別人心目中的完美形象，這些特點往往是治療的主要障礙。患者即使已經意識到自己的體重正在下降，也擔心身體出現不良後果，但他們更害怕體重失控所帶來的不安全感。這兩種極端的擔心與衝突，加上體重下降導致體能喪失，會加倍內在的無助無望之感，但表現在外的卻是一副凡事都沒問題的樣子，不承認自己需要幫助，絕對不會主動看醫師，更不會主動配合治療，即使勉強就醫也很容易治療中輟。

因此，醫師最重要的工作在立即做出正確的診斷。正確診斷的困難度在於病患不太會把體重跟飲食的問題當成

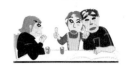

主要問題來求醫，往往只談情緒問題或身體問題。例如有患者只要一聽到旁人談到「吃」這個字，馬上難過得掉眼淚，變得很敏感，甚至有悲觀厭世的傾向。臨床上，有五成的厭食症患者因情緒問題就醫，只有三成會以飲食問題就醫。

　　一般人常犯「頭痛醫頭、腳痛醫腳」的錯誤。很多父母看著身形消瘦的孩子，焦心不已；若是月經不來，就帶去看婦產科醫師，腸胃不舒服就去做內視鏡檢查；但是腸胃科醫師頂多診斷腸胃道有發炎現象，開了治療腸胃疾病的處方，不會去仔細探究腸胃不舒服到底是因何而起，也不會指導家屬應該如何協助患者開始正常進食。此時，或許轉往精神科就診，才有辦法將問題斧底抽薪。

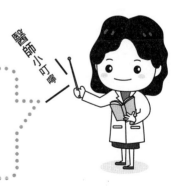

醫師小叮嚀

很多時候，身體問題與個人體重和情緒有關，倘若身體不適，做遍所有的健康檢查也查不出明確的原因時，請務必要來精神科做詳細的評估、診治。

治療

　　該如何讓不願進食的患者，開始吃東西，重返健康生活呢？首先必須透過治療的手段，來逐步引導患者，讓他們願意進食。只有先讓患者恢復均衡營養和健康的體重，身體方面的問題方能獲得舒緩，然後才能進一步的回復正常的人際和社會關係。這是根本的解決辦法。

1.需要住院治療的狀況

　　　厭食症最大危險在於營養極度不良造成全身各器官系統受損，尤其厭食症容易因為低血鉀而感到虛弱、衰竭，或可能因心律不整突然暴斃。厭食症的住院治療，有兩個重要方向，最主要是恢復體重、建立健康飲食習慣；再者是針對怕胖心態給予心理治療。當患者出現以下任何一種症狀時，即需立刻住院治療：

（1）體重在短時間內迅速下降20％以上。

（2）電解質（血鉀、鈉、氯等）不平衡，口服藥物無法矯治。

（3）身體檢查和心電圖顯示心臟功能不正常、嚴重心律不整。

（4）每天暴食、催吐或無節制使用瀉劑。

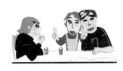

（5）體溫過低或失水嚴重。

（6）有自殺行為、嚴重憂鬱、精神失常。

2.需留意「再灌食症候群」

厭食症治療第一時間要先開始營養供給。

當身體長期處於飢餓狀態，必須採取漸進方式供應營養能量進入體內，方能重新帶動身體活絡運轉。不過，準備開始進食時，需遵照醫師指示，在體重往上增加的初期，要循序漸進且定期評估電解質和體重的變化，以每週一至二公斤速度上升，並留意「再灌食症候群」的發生。

「再灌食症候群」是指長期營養不良的患者，在恢復健康進食的過程中，容易發生體液和電解質（鈉離子堆積、磷濃度下降）不平衡和微量營養素如維生素B缺乏的併發症，例如水腫、脹氣、血小板缺乏造成凝血障礙等。這段期間若持續灌食或施打大量葡萄糖液，是非常危險的，有可能導致癲癇、呼吸及心臟衰竭。嚴重時會死亡。

飲｜食｜障｜礙｜新｜知

美國醫學期刊最新報告：
厭食症死亡風險高達常人五倍！

（路透紐約2011.07.11日報導）

最新研究指出，厭食症病患死亡風險是一般人的五倍。暴食症與其他飲食障礙症死亡風險則是兩倍。

刊登在《一般精神病學彙刊》（*Archives of General Psychiatry*）的研究指出，部分個案死亡原因不明，但因厭食症死亡者，有五分之一是自殺。其他死亡原因可能與飲食障礙久而久之對身體的影響有關。

本研究主要作者英國勞柏羅大學（Loughborough University）教授亞希拉斯（Jon Arcelus）透過電郵告訴路透社：「飲食障礙症當然會出現嚴重生理後果。本篇研究無法確定患者死亡原因，但無庸置疑與疾病生理問題有關。」

研究團隊針對1966年至2010年三十六份研究進

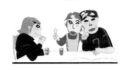

行統合分析，發現一萬七千名飲食障礙症患者中，有七百五十五人死亡。

研究顯示，每年一千名厭食症患者中有五人死亡，是一般人的五倍。而暴食症或其他飲食障礙症患者，是一般人的兩倍。

加拿大卑詩省飲食障礙治療機構主管伯明罕（Laird Birmingham）指出，原因之一可能是厭食症患者同時有精神與醫療上的問題。但大部分治療機構只注意精神問題。

伯明罕告訴路透社：「幾乎所有治療中心都只治療厭食症，忽略其他相關疾病。除非治療所有問題，否則患者不會康復。」

亞希拉斯與團隊寫道，研究結果凸顯飲食障礙症的嚴重性。他也指出，三種厭食症患者死亡風險特別高，包括年紀較長才診斷出疾病者、診斷時體重已嚴重過輕者及同時為酗酒者。

厭食症的預後

當患者的體重降到很低時，不用說家人，連醫療團隊的焦慮度都會很高。如果能知道厭食症的預後效果，會有助於治療的信心，也能讓家屬心情穩定下來。

國外長期追蹤研究顯示，有50%至70%的個案，體重都可回到正常值，月經和身體功能也有同比例的改善。整體評估，包含飲食習慣和社會功能，約50%至70%的患者會有中等和良好的預後，只有15%至25%預後較差。有的飲食障礙症患者的病程可能需要四、五年才會穩定下來；也有人長達十五年才完全恢復。二十年的追蹤研究調查，死亡率為15%，最常見的死亡原因是器官衰竭和自殺。

臺灣厭食症患者的發病年齡、體重下降的幅度、預後和罹病期長短等統計研究，與西方國家研究結果近似。就預後而言，長期厭食症患者恢復體重和月經的比率有50%至70%，死亡率約為8%。門診個案的預後通常比住院個案好；較早發病並及早就醫的個案其恢復的比例也較高。

有些節制型厭食症患者，治療後仍長期維持低體重，也可以進行工作，但仍容易抱怨身體不適、體能欠佳，人際適應比較困難。然而個案拒絕再次就醫，也維持一貫隱

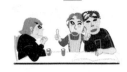

藏自己的「飲食問題」態度，出現慢性化的身體和社會功能障礙。

　　厭食症的病程大多慢性化，有些個案雖然體重逐漸恢復，但仍持續有暴食和清除行為，演變成為暴食症；有些個案則是在開始進食後，以吃為因應壓力的方法，結果陷入焦慮和暴食的掙扎，導致體重超重。這都是患者和家人在治療之後，要自我提醒、留心的地方。

【第四章】

暴食症

暴食症患者常在
無聊、獨處或壓力大時發生暴食行為。

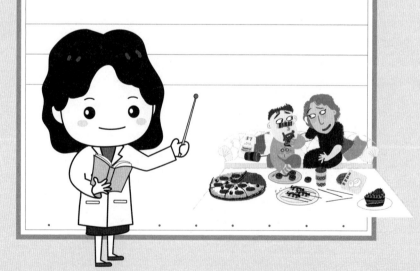

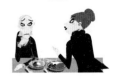

　　暴食症的案例最早在1979年被定義，臨床表現以陣發性過度飲食、自我引吐為主，與厭食症的相同特徵是害怕變胖，因此，兩者可說是姊妹病。

　　本書前面章節曾提到厭食症患者的「暴食清除型」也會有暴食行為，這不免令人更增困惑：厭食症與暴食症是同樣的病、但有不同病程的表現，還是兩種不同的病？

　　目前傾向於以臨床表現來區分，體重是最重要的參考。例如，雖有暴食和嘔吐，但若體重偏低，要先考慮是厭食症中的暴食／清除型。

暴食症的臨床診斷標準

從美國《精神疾病診斷與統計手冊》第三版（DSM-Ⅲ）修訂起，暴食症便和厭食症分列為不同的獨立診斷。厭食症強調對身體形象的扭曲認知以及體重過度減輕，暴食症患者則強調暴食和清除行為，在診斷暴食症的時候，必需要先排除厭食症的診斷。到了《精神疾病診斷與統計手冊》第四版（DSM-IV），暴食症的診斷條件中，增加了「對體重在意」的建議，如此暴食症和厭食症的差別就是在體重上，只是前者過重，後者過輕。

目前在《精神疾病診斷與統計手冊》第五版（DSM-5）中，對暴食症的定義如下：

（一）重複出現暴食發作，暴食發作同時具備下述兩項特徵：

　　1. 在一段獨立時間內（例如任何兩小時內），吃下遠大於多數人在類似時間與狀況下，所能吃的食物量。

　　2. 發作時感覺對進食行為失去控制。

（二）重複出現補償性行為以避免體重增加，例如自我催吐、不當使用瀉劑、利尿劑或其他藥物

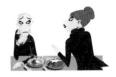

（以上稱為清除行為），禁食或過度運動。

（三）暴食症狀與補償性行為同時發生，平均達每周一次，並持續三個月以上。

（四）自我評價受身材與體重不當影響。

DSM-5與DSM-IV的不同之處在於：

（一）DSM-IV將暴食症分為「清除型」與「非清除型」兩種亞型，DSM-5則刪除了這個部分。

（二）DSM-5將「暴食症狀與清除行為同時發生的頻率，必須平均每周至少出現二次」，改為「平均至少每周一次」。因為有文獻回顧顯示，暴食和清除頻率每周一次的個案，和每週兩次的個案，其臨床的嚴重度相當。

從以上兩點不難發現，DSM-5對暴食症的診斷條例（標準）擴大了。

至於臨床診斷的觀察重點，首先要確定是否有重複性的暴食發作——暴食要達到一定的頻率，食量一定要很大，並且主觀上覺得自己缺乏控制，也就是患者沒有辦法做到「說不吃就不吃」。有些個案可以清楚描述自己彷彿

是被一種無形力量強逼著吃東西，明知道這樣是不對的，就是停不下來，甚至一邊吃、一邊哭，吃完之後，重複出現一些補償性的行為，如催吐或吃瀉藥，或努力運動和下一餐不吃。

其次是患者的暴食方式。通常暴食發作有兩種方式，一是陣發式的，會在相當短的時間內，吃下比大多數人在類似時間、類似情境下還要多的食物量，且重複發生，不是偶一為之。好比一位中等身材的女生經常在一個小時內吃下三個普通份量的便當。另一種非典型的暴食是一段長時間內一直吃不停，可以一整晚邊看電視邊吃東西，這樣累積的進食量也非常可觀。

此外，「暴食」的診斷中沒有以熱量作為判斷標準，因為這牽涉到個案主觀的判斷，將他們暴食發作時的熱量估算出來，不同個案的差異會很大。如有些個案要求自己一天只能吃一千二百卡，覺得超過三百卡就是暴食，有些則一餐可以吃到三千五百卡。因此臨床診斷通常較以失控為主要的標準。

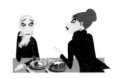

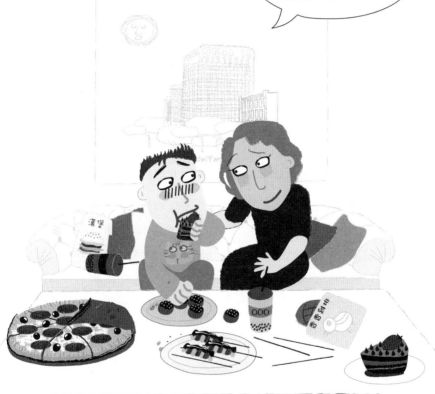

國內的暴食症概況

暴食症與厭食症一樣，同樣好發於年輕女性，最常見的發病年齡在高中至大學時期，約二十歲左右。大多數患者最初都是想要減重，進行短期的節食之後，逐漸控制不住吃的欲望，而出現暴食的情況。這個過去認為只有在已發展國家才有的流行病，已經隨著飲食行為和文化西化的影響，悄悄地在台灣出現，並且盛行率和國外相當。

臺大醫院的研究團已完成一個飲食障礙症兩階段研究，在第一階段先用問卷篩選出高危險個案，第二階段再分別從篩選陽性和一部份篩選陰性個案中進行診斷性面談。結果顯示，約有1%的高中女生中可能罹患暴食症，也就是在年輕的族群裡，一百個女生當中大概有一位是暴食症患者。但是臨床的經驗告訴我們，受暴食行為之苦的人其實高於這個數字；有些人的飲食障礙問題雖還不到診斷標準的程度，可是因為非常在意體重和外表，再加上人際關係敏感和自信心低弱，所以也有情緒壓力和生活功能障礙。

暴食症患者也是女生較多。男生罹病的原因可能是為了健身，希望身材看起來勻稱，或是塑造肌肉線條等。不

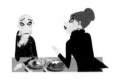

論男女，危險因子都是雷同的，都是一群個性比較敏感、注重外表、工作性質需要注重外表形象的族群。

比較特別的是，如果年紀輕且有身體疾病的個案，例如第一型糖尿病或是腎臟疾病等，需要注重飲食規範的族群，也可能會出現飲食控制和在意體重的問題，而合併飲食障礙症。

如何觀察家中有無暴食症患者

　　暴食是一種在無法自我控制的衝動下，短時間內強迫自己快速吃下大量食物的病態行為。暴食症的英文是 Bulimia nervosa，字面上的原意是「公牛的飢餓」。這種飲食問題無關飽餓，而是涉及到心理、精神層次的需要，因此暴食症患者經常也同時會有衝動控制和情緒調節上的困難。

　　厭食症患者大致有幾個特徵，如體型看起來異常削瘦，外表比實際年齡還要年輕稚嫩，體重過輕或無法按正常生理發展成長，對身體形象有錯誤的認知、極端怕胖，有月經停止的現象等。不過，暴食症患者的行為表現與一般人沒有什麼不同，較難從外觀上察覺有無異常，他們的體重在正常範圍之內，大多可維持與其年齡和身高相稱的外表，即使是親近的家人與朋友，也很難發現個案的暴食傾向。

　　該如何注意身邊的人是否有暴食症傾向，下面有一些徵兆可供參考。

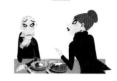

暴食現象多發生在深夜、獨處時

暴食行為常在深夜或獨處時發作，家中食物經常一夜之間就不見了，明明前一晚沒吃完的菜飯放在冰箱裡，第二天早上起來卻消失不見蹤影。

患者飽食一晚之後，早晨起來有時就略過一餐不吃，因為覺得前一天吃太多了。相較於夜晚，他們白天可說是在節食，但一旦開始吃晚餐就難以停止，會一直吃下去。

飯後不見人影

患者在暴食後，會責怪自己缺乏控制力、後悔暴食行為，會為暴食之後的身體不適、體重即將上升感到一股山雨欲來的恐懼，懼怕到立刻去廁所嘔吐，或是不安地在房內來回不停走動。

若發現用完餐之後，孩子突然不見人影，躲在廁所好長一段時間，或是發現房間裡的垃圾袋有一些嘔吐物，或是馬桶、水管常常阻塞，這很可能是患者把剛剛吃進去的食物吐出來的結果。

莫名的煩躁和哭泣

當父母發現孩子一段時間以來，對於體重的變化和別

人的批評變得很在意，且情緒波動很大，常會因為一點小事情生氣、哭泣，但又無法溝通，便有可能是因為減重不當引起的挫折和情緒障礙。

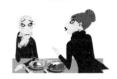

飲 | 食 | 障 | 礙 | 新 | 知

少女暴飲暴食 當心憂鬱症前奏

（中國時報2012.01.31報導）

　　飲食習慣不正常，經常性的暴飲暴食，可能會提高憂鬱症的罹患機率。根據《青少年健康》（*Journal of Adolescent Health*）期刊上的研究指出，跟一般少女比較起來，有憂鬱症的少女，暴飲暴食的機率高了一倍；另外，有暴食行為的少女，罹患憂鬱症的機率，也比正常飲食的少女多了一倍以上。

　　專家表示，暴食症常伴隨著罪惡感與羞愧，因而導致憂鬱，許多憂鬱症患者又會藉由食物得到慰藉，因此最好及早預防。

　　至於治療方面，憂鬱症與暴食症的治療方法很類似，在美國專門治療女性飲食障礙的德州倫福魯中心（Renfrew Center）潘思醫師（Lara Pence）表示，父母應多觀察小孩的憂鬱傾向與飲食障礙等症狀，這一點

對於診斷非常的重要。

　　波士頓兒童醫院流行病學教授菲爾德（Alison E. Field）建議，若注意到你的女兒經常沮喪、憂鬱，可以跟她說說話，並試著觀察她是否會用食物來讓自己的感覺好一些。事實上，不只是憂鬱少女，所有少女其實都應該接受暴食症篩檢，只要問幾個簡單的問題，例如吃過多的頻率？經常會吃個不停嗎？就可判斷是否有暴食傾向。

　　值得提醒民眾注意的是，飲食障礙專家納坦森（Abigail H. Natenshon）認為，父母是孩子健康飲食的最佳榜樣，父母若是吃得健康，三餐飲食均衡，身體力行健康飲食法則，這樣才能鼓勵孩子吃得更健康。

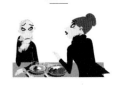

暴食症的臨床表現

　　暴食症個案的異常飲食行為，因人而異，在細節上會有一些差別。但臨床上共有的典型特徵大致如下：

飲食行為問題

　　當暴食衝動發作時，特別是在深夜或獨處時，偷偷摸摸地狂吃，吃完就後悔，立刻想辦法把食物吐出來。到了下一餐，又盡量少吃，讓身體處於飢餓狀態，卻終日縈繞對食物的想念。自我控制力較好時，尚可自我約束，意志力比較脆弱時，又會開始另一次的暴食。

　　除了以節食和嘔吐控制體重之外，有些患者會嘗試運動，或是使用吐劑、瀉劑、減肥藥，有的甚至到達藥物濫用的程度。但因為患者通常能把體重維持在正常範圍，較少出現營養不良等身體症狀，能保持一定的生活功能，所以即使飲食問題已發生很久一段時間，也不易被發現。

　　暴食症也同樣會伴隨其他精神症狀和行為問題——隨著體重的波動，患者的情緒變得極不穩定，容易和家人、親友或同事起衝突，造成人際關係對立；此外，也常有憂鬱、焦慮、記憶力減退和睡眠障礙的情形，有些患者還有

強迫性行為和恐懼症；而自尊心的低落，則往往造成社交焦慮、社交孤立的困境。

1. 咀嚼食物又不嚥下去

暴食症患者會在進餐後不到十五分鐘，即把食物都吐出來，一方面以為這樣比較不會被腸胃吸收，一方面是擔心食物進到胃腸道裡，時間久了比較不好催吐。可是，有時又為了滿足「吃」的樂趣，想要過一下癮頭，便會把食物放在嘴巴裡面嚼一嚼，再吐出來。曾有個案經常偷偷躲起來，身邊放一個空袋子，耗費整個晚上邊嚼邊吐。

2. 一直吃，停不下來

通常暴食的情況可能一天發生數次或數天發生一

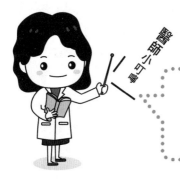

醫師小叮嚀

為了克服暴食症，應把重點擺在建立正常的飲食習慣和正確管理體重的方法，不是一味地只想用快速但傷身的減重方法！

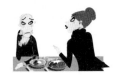

次。有時候一天只吃一餐，等暴食一餐後，擔心飲食過量，第二天就不再吃東西。

　　但，也另一種特殊狀況是，一開始吃就停不下來。患者也想抵抗這股衝動，對「自己吃東西」感到恐懼。曾有一名個案非常害怕吃東西，擔心自己一吃起來就無法停下來，所以盡量能夠不吃就不吃。不過也有患者是蓄意一直吃個不停，認為多吃一點才比較好催吐。

3. 對猛吃、狂吃感到後悔

　　患者對於暴食行為是有知覺的，會有罪惡感。一般人以為「那麼馬上停止吃不就好了！」但對患者而言，這股衝動卻是難以控制、難以停止的。他們在懊惱與欲望之間痛苦掙扎，最終可能還是決定「後果以後再說，先滿足無法控制的欲望吧！」、「反正今天已經破戒，明天再開始吧！」這樣的想法是外界所難以理解的──吃東西應該是一種享受啊，明明知道暴食會讓自己身心難受，又為何還要吃這麼多呢？

　　這就是弔詭之處！對飲食障礙者來說，他們「享受」的是經由對食物、體重的控制，而創造出滿足感與自我價值的樂趣。他們不喜歡增胖的結果，卻又無

法戒斷「控制食物」的欲望，結果便是讓自己失控般的一直吃個不停。

4. 認為自我價值來自完美身材

暴食症患者也會過度關切身材或體重到神經質的地步。許多個案體重明明合乎健康的標準，仍熱衷於減肥，會以「自己可以有多瘦」來衡量自我價值，斤斤計較身體各部位的大小、形狀。

部分患者是減肥班或肥胖門診的常客，但總是減肥失敗，即使有些微的效果，依然不滿意，暴食與補償性行為也沒有因此而減少。一吃下東西，或是到了經期前幾天，便覺得身體腫脹發胖，不敢出門或在外暴露身體。

5. 補償性行為

暴食症患者常常滿腦子都是關於食物的念頭，盤桓不去，一整天不斷盤算要吃或不吃某些食物、計畫如何吃、吃了之後有哪些清除的方法，除了催吐之外，還可能會使用瀉藥。

有些暴食症患者出於便祕的困擾，或因為有強迫性的想法，覺得每天一定要排便才健康，於是自行使用瀉藥。然而，部分瀉藥是透過神經阻斷來發揮作用

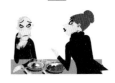

的，具有耐受性，長期使用後，要提高劑量才能達到同樣效果。患者在不知不覺中漸漸加重瀉藥的用量，產生瀉藥濫用和依賴的問題，對身體造成許多傷害，例如嚴重電解質不平衡，腎臟功能不良，身體虛弱和水腫等。

情緒和行為問題

暴食症患者的情緒跟飲食習慣一樣，非常不穩定。尤其是在別人評論到身材和飲食相關話題時。

此外，暴食行為也常發生在患者感覺無聊沒事做，和心情不好時，只不過吃完之後心情更差。

有部分個案的衝動控制不好，有花錢無法節制與順手牽羊的偷竊習慣。另外，也有患者出現自傷自殺、性濫交等衝動控制的行為問題。不只個案自己事後懊惱，也增加治療處理上的困難度。

身體的併發症

由於患者常在飯後強迫性地讓自己嘔吐，因此容易出現眼睛充血的情形，此外胃酸也會造成喉嚨痛、牙齒琺瑯質受損、蛀牙或牙齦問題。反覆用手摳喉嚨催吐，手指處

等地方會有被牙齒刮傷的疤痕，以及因為催吐所引發的唾
液腺腫大。而過度服用瀉藥、塞劑和利尿劑，則會有身體
水腫、暈眩的症狀，長期下來，會造成直腸脫肛和腎功能
障礙。

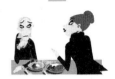

〔圖二〕暴食症合併的身體問題

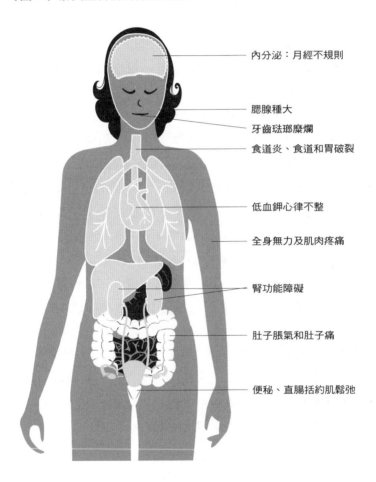

內分泌：月經不規則

腮腺腫大
牙齒琺瑯廢爛
食道炎、食道和胃破裂

低血鉀心律不整

全身無力及肌肉疼痛

腎功能障礙

肚子脹氣和肚子痛

便秘、直腸括約肌鬆弛

難以止息的惡性循環

飲食障礙症患者普遍缺乏自信心，容易因為別人小小的一句批評，就在意得不得了，覺得自己又胖又腫又醜，想透過節食來控制體重和外型，讓自己變得「完美一點」。然而人體實在無法承受長期處於飢餓的節食狀態。

暴食症患者的特徵，就是承受不了飢餓，一覺得餓就必須立刻找東西來吃，卻又因為控制力不佳，一吃便不可收拾。瞬間暴食之後，又後悔不已，擔心這一吃就變胖了，於是開始清除行為。這是一個惡性循環：飢餓—暴食—嘔吐永不止息。當身心狀態不穩定的時候，這循環可能一天之內發生三至四次；身心狀態比較穩定的時候，患者不暴食也不嘔吐了，卻是靠節食或絕食來維持體重。

暴食症帶來的傷害，不僅僅出現在身體和情緒方面而已。由於暴食症患者平常不吃東西的時候，腦子裡也盤據著對於食物的想像，光是「想像食物」就占去許多思考空間，做事、讀書無法專心，彷彿一個人整天都被食物控制了，那麼當然在工作表現、上課學習效率、生活重心、人際關係等面向，都會發生不良影響。

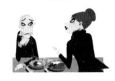

【案例】

深陷暴食漩渦的巧萍

　　二十二歲的巧萍（化名），父親從商，家境富裕，在家中排行老大，下面有一個妹妹。十三歲時父母親離異，國三準備考試那一年，巧萍和母親同住，共度了一段溫馨的時光。但十六歲時，母親隨著家族移民到美國，將巧萍留在台灣，讓她有種被遺棄的感覺。巧萍考入高商後住校，雖然距父母離異已經三年了，但這件事對巧萍的創傷仍然存在，她常常因為想念母親而一個人躲起來偷偷哭泣，心情相當憂鬱。此外，那時她身高一百六十八公分、體重七十公斤，經常被同學譏笑胖得像豬，覺得很自卑，便下定決心減肥。

　　起初巧萍嘗試正餐少吃或不吃，其他時間則吃很多零食，體重沒有什麼變化，只會增減一、二公斤。

　　高商畢業後，巧萍賦閒在家，沒有工作。後來父親再娶，在父親的婚宴上，巧萍因為一下子吃得太多，胃漲得很難受，在一位長輩指導下，她將食物吐出來，突然覺得很舒服，身心整個放鬆下來。從此，巧萍開始出現暴食和

催吐的行為。

　　最初體重因為暴食、催吐而下降，讓巧萍喜出望外，可是只要體重上升一點點，她就暴躁不已。漸漸的，暴食次數越來越頻繁，巧萍越加無法控制自己，體重則在六十五公斤左右停擺，無法再下降。巧萍變得更容易生氣、更敏感，內心擺脫不掉的無助感始終在折磨她，她對自己的身材自卑得要命。

　　彷彿上了癮般，巧萍越來越依賴每天暴食、催吐後的舒快感。有時候一餐吃太多，她會跳過一餐不吃。白天可能只正常吃一餐，其他時間幾乎不太進食。但是一到晚上，巧萍就克制不住衝動，開始猛吃，有時甚至在回家途中就沿路一家餐廳吃過一家，進食的速度非常快，吃到很撐、不舒服還是吃個不停，直到到達身體極限後，才趕緊想辦法催吐。

　　巧萍出現暴食的狀況，不只是在夜晚。平常白天時，她會忍耐飢餓，努力克制飲食，但若遇到某個觸發點，如一個人獨處無聊、心情低盪、與人吵架等，便會突然點燃暴食的欲望，陷入「飢餓─暴食─清除」的循環。到後來這樣的循環幾乎每天都會出現，狀況最好的時候一個月只發生二至三次，狀況差的時候，每天會出現好幾次。

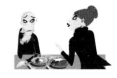

　　家人最初是發現巧萍的腸胃有問題，帶她去看腸胃科門診，後來經過轉介，才到精神科接受治療，確診為暴食症。於是開始進行每周一次、每次四十分鐘的門診行為治療。

　　由於她缺乏母親角色的關懷，在第一階段的治療中，治療師先與巧萍建立支持性的治療關係，先滿足其倚賴的需求。

　　在第二階段的治療時，治療師從記錄表得知巧萍進餐時間不固定，有時白天吃比較多餐，晚上不吃，有時則相反，白天不吃，晚上吃得多；進食內容以碳水化合物為主，暴食次數約每周四次，多發生在清晨獨自醒來或下午無人在家時。

　　進入第三階段後，治療師讓巧萍了解飢餓、暴食、嘔吐的循環關係，約定進餐時間應化為規律的三次，按照巧萍的進食節奏，在清晨和深夜兩餐當中加進午餐，一共三餐。進食量從一杯牛奶開始，逐漸增加到多吃幾口飯、麵條及茶。當巧萍遵守約定時，治療師給予鼓勵，若沒有做到，則和巧萍一起討論當時的情境，了解她的心情和想法。

　　巧萍大多是在孤單、空虛和有失落感的時候，才會出

現暴食的行為。透過支持性的治療關係,巧萍逐漸了解自己的依賴性格。經過六個月的治療後,暴食、催吐次數下降到每月一次,憂鬱與自卑感也逐漸消除了。雖然平日進食的種類還是太少,不過情況持續進步中。可喜的是,巧萍現在已經恢復到能夠適應一般社會生活,並且找到她所喜愛的幼教老師工作。

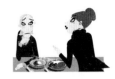

多因情緒問題而求診

通常，暴食症一般在門診治療即可，以精神科治療為主。只有在「暴食─嘔吐」循環失去控制、且合併情緒障礙和其他行為問題，例如自傷時，醫師才會評估是否需要住院。

暴食症患者中，因為情緒問題來就醫的比率比較高，會主動跟醫生提出飲食問題的人，大約只有三成。但也有研究顯示，在未主動告知的人當中，若被專業人員問到有無飲食障礙，會告知的比例高達九成。這意味著提高專業人員對飲食障礙症的認知，可以提高正確診斷率。

不管是哪一類的飲食障礙症，雖然表面看起來是飲食問題，但其實真正的主要障礙還是在行為及情緒的調節。也因為這類患者配合治療的意願度非常差，常常來看幾次門診就不再來了，所以不容易在門診進行長期追蹤。比較欠缺長遠的穩定與規律性，也可能是暴食症個案的行為問題之一。

由於飲食障礙症患者的個性極為敏感，也很在意別人看法，在門診時，醫師需要掌握一些面談技巧，避免過多的衛生教育與批評，以免患者覺得醫師很囉唆、愛說教、

只會批評，而不願意配合治療。暴食症患者都是刻意想要
控制體重，也都非常清楚應避開高熱量、高澱粉含量的食
物，可是當是暴食欲望發作時，偏偏就是想吃這些食物。
因此對於個案無法自我控制的困難與內心的矛盾，醫師要
表達同理心，給予情緒上的支持，以降低患者的防衛心，
讓他們願意主動提供更多的資訊，供醫師診斷判讀。

　　一般而言，年輕的暴食症患者（如青少年、大學生）
比較會承認因為暴食行為感到困擾，稍年長的患者（如社
會人士）則較不易覺知自己有飲食控制的問題。醫師會評
估暴食當下的情境，以了解患者是在何種處境中發生暴
食，以及當時是否有情緒困擾。

　　追蹤過去的體重史，可以了解患者存在哪些危險因
子，有助於掌握演變成暴食症的關鍵。比如童年時有無肥
胖現象、青春期時是否遭遇體重或體型的霸凌、成年後的
體重起伏情形、曾經使用過哪些減肥方法等，都是門診時
會詢問的重點項目。

　　暴食的次數或天數，也是診斷上的重要判讀標準。不
過，即使有些患者的暴食頻率未達診斷標準，但仍然常有
情緒困擾和行為障礙。因此不管暴食頻率多寡，都需要專
業醫療的介入協助。

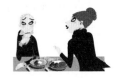

　暴食症診斷若建立後，身體檢查分為兩個部分，一是身體理學檢查，另一是實驗室檢查。暴食症雖然無法從體重診斷出來，不過，一些身體上的徵兆還是會透露跡象。例如用手指催吐長期下來食指指節會長結節，雙頰因為唾液腺腫大而呈現隆起。抽血則會發現低血鉀症與澱粉酶過高。因此，實驗室的檢查內容包括血液常規、肝腎功能、血脂肪、電解質、甲狀腺功能、澱粉酶等項目。

【第五章】

肥胖症

若吃東西不是單純地為了享受美食，
而是成為負面情緒的出口，就要特別當心了。

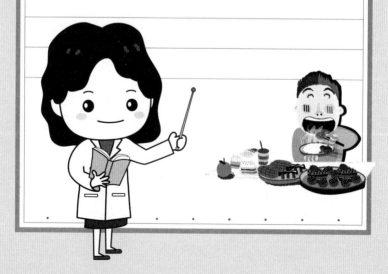

肥胖、情緒與飲食障礙

　　現代人營養豐富，飲食偏好高熱量、精緻化的加工食品，又缺少足夠運動，身上脂肪囤積越來越多，很容易導致肥胖現象。

　　肥胖不是病，卻是百病之源，因此值得注意。當自己的體重超過一定程度，例如，BMI大於二十七以上，或者女性腰圍大於八十公分，男性腰圍大於九十公分，就要小心肥胖症的問題了。隨著盛行率的不斷升高，世界衛生組織WHO從1996年開始，將肥胖症列為一種慢性疾病。

　　肥胖症在國際疾病分類中，是歸類在身體疾患，而不是心理疾病。因為肥胖容易引發高血壓、糖尿病、高血脂症、睡眠呼吸中止症候群、冠狀動脈心臟病、腦中風、膽結石及若干癌症，對健康有不良影響，因此，必須適度加以治療，一般是透過運動、節食和營養調配，來達到減重瘦身的目標。

　　造成肥胖的因素很多，有體質因素、生活形態、飲食習慣、職業特性、環境刺激、社會文化及心理情緒因素……等等。大部分的肥胖症患者，雖然也想要「變瘦一點，比較健康、好看」，但是並不會太介意自己的身材，

喜歡品嘗和享受美食，除非真的肥胖到影響健康，否則，並不太會主動求診。他們是「快樂的胖子」，並沒有太多情緒困擾。

值得注意的是，有大約20%至30%的肥胖症病患，過得並不快樂，而且經常抱怨自己的身材和體型，甚至感到自卑，用了一堆錯誤的減肥方法，傷身又傷心。他們十分敏感，很在意別人的看法和評論，可是又缺乏解決問題的能力，心情不好就猛吃東西，造成體重居高不下，讓自己處在惡性循環中，長此以往，對自信心和自尊心都有不良影響。

這類的肥胖症患者，經常和不良的飲食行為有關。若吃東西不是單純地為了享受美食，而是成為負面情緒的出口，就要特別當心了。

肥胖、憂鬱和性別

有許多研究證實了肥胖症和憂鬱症的關係。從發展的時序上來看，曾在青春期罹患憂鬱症的孩子，過了幾年之後，得到肥胖症的機會是一般年輕人的兩倍。這種現象在年輕女性身上更加明顯。

反過來說，在成年期之前就有肥胖問題的人，可能因為易受同儕嘲笑和排擠，或者自我形象感覺不佳，過了五年之後，有憂鬱症困擾的比例也比正常體重者還要高。

　肥胖和憂鬱的關係，也有性別上的差異。一般來說，女性肥胖症患者合併有憂鬱症狀的情況，比男性患者多，尤其是重度肥胖的女性，很容易有明顯的憂鬱情緒。可能是社會上對於女性的外表特別重視，一旦女性的身材不符合社會標準，就容易感受到更大的身心壓力。

　一般來說，憂鬱指數越高的患者，越會主動求診，尋求減重治療。為了減輕體重，就必須調整飲食和生活習慣，要吃得更健康，還要規律運動，這樣做之後，不但可以改變自我形象，還可以提升自信心和成就感，對憂鬱症的情緒絕對有正面幫助。

　不過，要小心的是，有些人服用抗憂鬱藥物會使體重增加。另一方面，有些強調快速的減肥方法，如各種流行的減肥藥物或特殊的飲食方式，有可能誘發憂鬱症或恐慌症。這些和藥物使用相關的副作用，讓肥胖與憂鬱的關係更顯複雜，但是並非單純的因果關係，請大家務必要注意，不要因此中斷進行的藥物治療。

肥胖症與飲食障礙

在治療肥胖症的時候，我發現在患者當中，有一群人是因為在飲食控制方面出現了障礙，導致肥胖。這群個案可以在一段時間內吞下超出正常量的食物，或者會一直不停在吃東西，飯後還要吃很多零食點心，而且下一餐照樣再吃，食慾驚人。

這樣長久下來，身體累積了過多的熱量，當然會出現肥胖問題。

早期的精神分析學者認為，肥胖症是過度飲食所導致的結果，而過度飲食又是情緒壓力的結果。患者的內心充滿衝突，一方面渴求愛與安慰，但又害怕被別人拒絕或排斥，於是透過「吃」來撫慰情緒，消除不安。

許多肥胖症患者在就診的時候，並沒有意識到自己的暴飲暴食是一種逃避壓力的行為，直到體重明顯超標，經過醫師的分析和提醒，才恍然頓悟，驚覺到自己的肥胖原來和情緒有關，發現自己有「心情不好就找東西吃」的飲食模式。

這種無法控制的嗜食行為（binge-eating），還經常伴有焦慮、憂鬱、失眠等精神心理症狀。既然肥胖的成因是基於心理和情緒因素，當然就是屬於心理和精神醫學的

範疇了。

　　早在1960年代，就有學者在肥胖者身上注意到這個特殊的飲食行為，但是直到1990年代，由於肥胖症日益普遍，才讓嗜食症（或稱為狂食症）逐漸受到重視。2013年出版的DSM-5，終於將嗜食症（binge-eating disorder）獨立成一個新的臨床診斷。

　　飲食障礙症患者中的肥胖比例，國外曾有研究以嗜食症、暴食症的成年女性為對象，發現：嗜食症患者有九成九的BMI值達到肥胖標準，而暴食症患者中，非清除型患者有18.8%達到肥胖標準，清除型患者的肥胖比例只有9.4%。

　　在這裡要再次強調，不是所有肥胖症患者都有暴食或嗜食的問題，也不是所有肥胖症都是飲食障礙症。我們只是將這一類合併有飲食和情緒問題的患者特別標註出來，提醒讀者進一步理解飲食行為和情緒的密切關係。對有這類問題的個案而言，只採取一般的減重方法來減重是不夠的，必須同時關注減重過程中的情緒和行為問題。

只進不出的嗜食症

　　嗜食症與暴食症有很多相似之處。患者會陣發性地在短時間內吃進大量食物，一旦開始暴飲暴食就很難停止，受困於永遠吃不飽的欲望中，拚命吃個不停，這是相當痛苦的過程，明明知道不能再吃下去，卻怎樣也克制不了，總在事後極度自責，還要承受著過量飲食帶來的身體不適與煎熬。

　　這樣特異的暴飲暴食行為可以在一天的任何時刻突然出現，尤其容易受到情緒的影響而發作。

　　不過，與暴食症不同的是，嗜食者不會有催吐或清除行為，也比較不會為身材而焦慮。他們想要「大口吞下」的，主要是情緒壓力的問題。

【案例】

好強的可蘋

　　二十四歲的可蘋（化名）成長於一個三代同堂的家庭，除了父母與一個弟弟，還跟祖父母與叔叔同住。

　　整體家庭經濟情況尚寬裕，但相處氣氛並不和睦。父親與叔叔皆有酗酒問題，母親與父親離異多年，只是為了方便照顧三個孩子，才繼續同居於一個屋簷下。

　　可蘋身為長女，又長期面臨家裡的大小衝突，有著獨立好強但隱忍的個性，高度的自我要求，讓她在求學過程中一路順遂，大學畢業後，也順利進入研究所就讀理想的領域。

　　但巨大的課業壓力和人際關係，讓她適應不佳，開始出現暴食行為。一週約有兩、三天，她會在晚餐時突然食量大增，快速地吃、無法控制的吃，直到胃部發脹、不舒服為止。

　　她可以在五點吃完晚餐後，再吃下一大碗泡麵、一碗白飯、十條蝦子、三十克豌豆酥、兩湯匙小魚乾，總計有一千一百五十大卡的食物。有時則是晚餐後到睡前這段時

間，持續一邊用電腦，一邊吃各種零食，如麵包、餅乾甜
點；如果住處的屯糧都吃光了，又無法外出購買，甚至會
翻出過期食品繼續吃。體重在一年間上升了十公斤。

　　暴食失控和逐漸增加的體重，成為她另一個潛在焦慮
來源。高中時她身高一百六十二公分、體重五十二公斤上
下。大學入學時約六十公斤，由於活動和課業多，體重下
降到四十七公斤且維持至畢業。

　　升研究所的暑假時出國遊學期間，體重上升回到
五十四公斤。雖然幾年來體重波動不小，在暴食發作前，
她從未真正擔心或刻意節制過體重，但這次情況不一樣，
一路飆升且居高不下的數字，讓她開始想要減重和控制飲
食。

　　可蘋試著計算卡路里，減去所有零食，基本三餐規
定自己每日只能攝取一千兩百至一千五百大卡，但成效不
彰。在沒有暴食的日子裡還能勉強維持紀律，但刻意克制
食量反而造成對食物無盡的渴望，即使白天做著其他事
務，也不斷想著和食物相關的念頭；她也試過吃中藥減
肥，每日三次，持續了兩個月，覺得無效而放棄了。

　　研究所學業進入第二年，開學的壓力讓暴食加重，憂
鬱的時間也逐漸增加，常常連續三、五天陷在低落的情緒

中，並且對體重極度敏感，每日量體重成了必備功課，心情隨著體重計上的數字高低而起落。

因為害怕別人對她身材的評論，大幅降低和朋友熟人的碰面次數，就怕同學和親友會問她「怎麼變胖這麼多」。節制飲食和體重控制的失敗，造成她的嚴重挫敗感，認為自己很糟糕、表面上卻仍要勉力維持生活和課業表現，不願讓周圍的人查覺自己的低落情緒。

到了年底，可蘋再也受不了，決定至精神科門診求助，醫師診斷為憂鬱症與嗜食症，就診當時的體重為六十二公斤，BMI值二十三點六二，有明顯對體重和暴食的焦慮，但沒有其他催吐、瀉藥濫用和強迫運動等的補償行為。

失控大吃大喝、不催吐

喜歡吃東西，是天經地義的事情。飲食行為看似簡單，卻同時隱藏著複雜的涵意。食物除了提供營養，保障生存所需的能量，也提供了身體滿足的快感，帶給我們安慰、提振精神、舒緩情緒等效果。

難怪很多人在心情不好的時候，就會想要透過「吃」

來放鬆壓力，而轉移混亂的情緒，透過身體的滿足來安慰自己。

如前所述，嗜食症和暴食症的不同之處，暴食症患者在大量進食之後會踩一下剎車、進行節食，或是有清除行為，透過催吐或瀉藥減肥藥或強迫自己運動，以控制體重維持在正常範圍內。嗜食症患者則是只進不出，不會藉由其他方式來清除剛吃進去的食物，因此嗜食症患者幾乎都會有體重過重和肥胖的問題。

嗜食症的發病原因，與其他飲食障礙症雷同，多數是在短暫節食、體重降低後開始的。雖然發病年齡也多在青春期和成年初期，然而會來就醫求診的患者，普遍年齡介於三十歲至五十歲之間。

狂食是因為情緒的困擾

嗜食症患者比一般肥胖症患者更在意身材、體重，狂食行為的促發往往不是受到生理需求的驅使，並非肚子餓才吃東西，而是受到情緒因素的誘發，尤其容易在獨處、無聊、生活沒有重心或遭遇挫折的時候發生，吃的速度很快，常會吃到撐飽的程度。

這些行為再次證實，肥胖與異常飲食行為之間的關

係是複雜且密切的。暴食之所以發生，常因為一些事情影響到情緒，在焦慮、憂鬱的風暴中，為了減輕內心壓力，控制不了就開始大吃大喝。肥胖與情緒若以共病的型態發生，對個體的身心造成負面影響更大，常會伴隨憂鬱、焦慮等心理症狀。

所以，嗜食症患者會比一般的肥胖症患者，更經常受困在情緒的漩渦、精神的煩惱中。這才是患者嗜食的真正根源。

知道不對，躲起來吃

嗜食症患者對於自己的特殊飲食行為，是有知覺的，知道自己的吃法不正常，為了顧慮別人的眼光，常會刻意躲起來，獨自一人盡情大吃，吃的速度很快，毫無設限地一直吃，直到身體感覺不適才停止，通常在兩小時內結束，吃完之後又覺得後悔、厭惡或有罪惡感。

盛行率，男女比例不像暴食症那麼懸殊

嗜食症的好發年齡比厭食和暴食症更晚，通常在二十五歲之後，女多於男，但是男女比例不像暴食症和厭食症那麼懸殊。

在北美國家的一般社區人口中，嗜食症的盛行率約2-3%，也就是說，推估北美地區每一百人中有二人出現暴食問題。在一般的肥胖症族群中，約5%有嗜食症，至於情況比較嚴重，已經到醫院接受減重治療的肥胖症患者中，有高達30%合併有嗜食症。

臺大醫院曾針對減重班的肥胖症個案進行問卷調查，大約有16%合併有暴食行為，其中約8%到達暴食症和嗜食症的診斷標準。

嗜食症的診斷

過去，嗜食症一直被忽略。直到2013年，DSM-5開始將嗜食症的診斷獨立出來，這表示已經有足夠的研究顯示，嗜食症和其他飲食障礙症之間，在臨床上可以做出有效的區別。

近年來，由於西方國家對日漸盛行的肥胖症十分關切，使得嗜食症的現象開始受到重視，和厭食症及暴食症並列為常見的飲食障礙症，相關的研究數量甚至有後來居上的趨勢。然而，國內的肥胖症研究卻鮮少提及嗜食症這個問題，值得大家一起努力。

根據DSM-5，嗜食症的診斷標準比DSM-IV更放寬，

將暴飲暴食的發生頻率由每週兩天，改成每週至少一次。
它的症狀表現如下：

1. 重複的暴食發作。在一段時間內，失控般地不停狂
   吃，吃下超過大多數人在類似時間、情境下所能吃
   的食物量。

2. 暴食發生頻率每周至少一次，且持續3個月以上。

3. 以下五項符合三項：吃得比平常快、一直吃到肚子
   脹得不舒服、就算不餓也會吃下大量食物、躲起來
   吃東西以免被看見。暴食後伴隨著自我厭惡感、憂
   鬱、羞愧或極度罪惡感的情緒。

4. 對暴食感到強烈的心理不適。

5. 不會出現催吐、吃瀉藥或強迫運動等等的補償性行
   為。

　　臺灣民眾對於嗜食症還不甚了解，普遍缺乏病識感，
臨床上的患者多半是因為情緒問題前來就醫，在治療過程
中才會提到對體重的在意，或飲食失控的問題。部分個案
則是因為在減重過程中，出現暴食問題，因而轉介到精神
科。

　　嚴重的嗜食症患者多半對自己的飲食行為覺得很羞

愧，甚至不敢讓別人看見他（她）在大吃的樣子。因此，
家屬及醫護人員應以同理心去理解，以不批判的態度與患
者共處，患者才會據實以告，願意接受幫助和治療。診斷
和治療的第一步，必須從建立患者的病識感和醫病關係的
信任度開始。

【案例】

重拾戀情的廷茵

　　三十一歲的廷茵早婚，女兒已經就讀國中了。她與
先生分居多年，一直獨自在外地生活。廷茵在家中排行第
二，母親有憂鬱症病史，小學時曾遭親戚持續性侵長達兩
年，這陰影伴隨她很長一段時間，造成她在成長過程中對
人疏離，對未來總有如影隨形的悲觀想法。

　　廷茵個性相當好強，對自己的成就表現也有極高要
求。高中時，她發現不管多麼努力讀書都無法達到預期的
成績，第一次出現了飲食失控的狀況，陷入重度憂鬱並試
圖自殺。高中三年下來，每年都有一次吞藥紀錄。在挫

折感中完成學業後，她很快離家踏入婚姻，沒想到婚姻不睦，女兒上小學後，她決定將女兒交給先生撫養，自己到異地重新投入職場。

重返職場後，廷茵在美容美體業工作，由於非常努力，她由職員迅速爬升至店長，可以說春風得意。出於工作需要，她必須在客人面前維持勻稱的體態。廷茵身高一百六十一公分，體重則保持在五十至五十五公斤間。升任店長後，她開始有短暫、夾雜愉悅與精力的輕躁情緒，偶爾失控大吃，不知不覺中造成體重上下浮動，並且慢慢增加。

這段時間，循環出現的憂鬱與輕躁讓廷茵情緒起起落落，極度低落時也曾想過要自殺，於是她在五年前到精神科診所就醫。當時她只以為自己有情緒問題，並沒向醫師提到偶爾失控大吃的情形。但在最近一年半來，從高中開始的陣發性飲食失控問題，逐漸浮上檯面。每週約有一、兩次，她會無法控制地吃下平常食量四、五倍之多的食物。有時是在休息時間躲起來吃零食，有時是連續不停地吃，一週飲食紀錄顯示她每天吃下肚的熱量約在兩千八百三十到四千大卡之間。大量進食後，廷茵總覺得極不舒服，且有很深的罪惡感。但她很難貫徹節食計劃，也

沒有以催吐、吃藥或運動來控制體重。

這時，廷茵的體重明顯上升，一年中胖了十幾公斤。在意外表的她焦慮不已，變得很沒自信，害怕面對客人與朋友。她先後到婦產科與家醫科門診檢查，但並沒發現身體功能有何異常，只是體重一直維持在高點，最後轉介精神科。就診時體重六十二公斤，BMI值25.08公斤/平方公尺，診斷為躁鬱症和嗜食症。

在和門診醫師的談話過程中，廷茵想起了那段情緒起伏和飲食失控的塵封往事，她也意識到兩者間似乎有關聯。但她認為體重是目前最迫切的問題，希望趕緊回到原本的五十公斤。至於情緒問題，因為在藥物幫助下已經穩定下來，而且最近有段新戀情正在展開，她的心情相當正面，對情緒穩定的需求沒有那麼高了。目前廷茵在穩定門診追蹤中，經過解說與服藥治療後，她已經了解自己情緒與體重改變的關聯，正在進行有效的減重方法。

夜食症候群

近年來，有一個同時涵蓋睡眠障礙、情緒障礙及飲食障礙的疾病，正逐漸受到注意，那就是夜食症候群（Night eating syndrome）。

夜食症候群的主要症狀，是整個飲食週期往後延，晨間厭食、白天食慾不佳，天黑之後才胃口大開，晚餐之後還有宵夜，睡前要吃很多食物，有些患者在上床睡覺之後，半夜還會醒來找東西吃，要吃過才可以安心的睡覺。這類患者每日的熱量攝取量，有25%以上是在晚餐以後進行的。

夜食症候群的發生，可能與現代人忙碌和輪班的生活型態有關。有些人必須夜間工作，白天睡覺，導致生理時鐘顛倒；有些人則是白天太忙碌，壓力大而導致胃口不好，或根本沒時間吃東西，到了晚上放鬆下來，才能夠大口進食。也有些人是夜貓型的生活習慣，早上起不起來，晚上精神特別旺盛，所以一天的飲食是從晚上才開始。

也有許多夜食症的患者，是由陣發性的精神壓力誘發，導致荷爾蒙分泌失調而引起。這樣的患者經常會合併睡眠障礙和情緒障礙，失眠、睡不著、睡眠中斷、睡眠品

質不佳、憂鬱、焦慮、沮喪、不安，患者輾轉難眠或半夜醒來，就會想吃東西，若不吃就無法入眠。患者的食量不見得很多，通常比暴食者和嗜食者的份量少，有時，只要簡單吃些點心也能夠帶來安心放鬆的幸福感，讓他可以再度上床睡覺。

研究發現，有夜食習慣者晚上特別喜歡吃碳水化合物，例如米飯、麵包、蔬果、馬鈴薯、甜食等，可以促使大腦產生引起快樂感覺的神經傳遞物質。從這些徵兆來觀察，夜間進食可能是人體自我療癒情緒問題和釋放壓力的一種無意識行為。

這樣的情況若持續三個月以上，才符合夜食症候群的診斷。雖然它可能跟睡眠障礙有關，但是卻和睡眠相關的飲食障礙症（sleep-related eating disorders）不一樣。夜食症候群的患者在吃東西時，意識是完全清醒的，而睡眠相關的飲食障礙症患者在吃東西時，通常是處在半睡眠狀態，第二天起床之後，可能完全不知道自己半夜有起來吃東西，這多半是因為安眠藥物的副作用所引起。

夜食症候群患者的夜間攝食症狀，有可能會反覆出現，當壓力消失時，症狀就減輕或自動不見，一旦精神壓力來襲，症狀又再度出現。如果長期在夜間進食，很可能

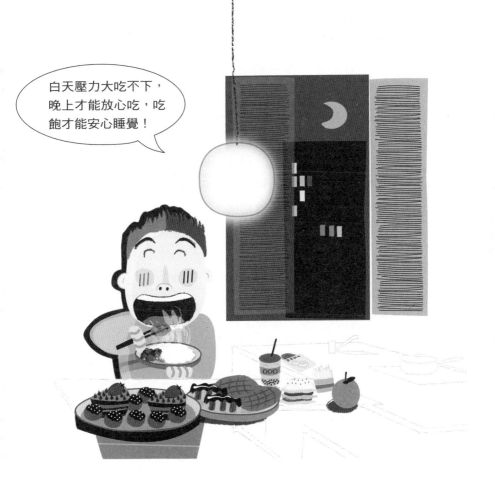

會合併有肥胖症。有些患者也可能伴隨厭食症、暴食症或嗜食症等飲食障礙症。

夜食症候群是最近幾年才逐漸被重視，已有學者提出診斷的定義，但其相關行為、症狀出現原因仍在研究階段，國內的相關研究資料目前正在建立中。讀者若想知道自己有無夜食症候群，可利用本書「延伸閱讀」中的「夜食症檢測網址」進行自我檢測。臨床治療時，首先要讓患者了解，這個飲食習慣的背後可能有情緒和心理的因素，一起來找出可能的壓力來源，並幫助患者建立健康的紓壓之道，提供身心放鬆的簡易技巧，可以同時改善睡眠品質及情緒壓力，飲食障礙也就相對得到紓解。

減重從心理健康和正確的飲食行為開始

目前，不論在媒體上或大街小巷的商業廣告，經常看到以「減肥瘦身、恢復窈窕」作為吸睛訴求。各大醫院的減重門診也門庭若市，越來越多人希望透過減肥達到健康快樂的目標。

如前所述，肥胖症是很複雜的疾病，成因包括遺傳、新陳代謝、飲食內容、運動量、心理和社會等因素，治療上也是需要跨領域的整合，從多重面向和角度，來找出關鍵因素，才可以治標又治本。

肥胖症、飲食障礙、情緒困擾之間存在著複雜的因果關係，並不是用簡單的科學實驗就可以證明。目前精神醫學的治療方式，整合了生理、生化、心理和營養學等知識，從了解飲食習慣和模式開始，找出致病的原因之後，擬定治療對策，常見的治療方式包括營養諮詢、飲食行為的改變技巧、放鬆訓練與紓壓運動、認知行為治療和藥物治療等。

透過行為治療，建立良好規律飲食和運動習慣

認知行為治療（Cognitive-Behavioral Therapy，簡稱

CBT）是目前公認治療暴食症與嗜食症最有效的方法。尤其現代許多肥胖症都是因為壓力、忙碌、煩悶而造成過度攝食、缺少運動，只要透過一步一步的引導和釐清，改變患者的認知模式和行為，學習釋放和抒解壓力，就可以達到根本治療的目標。

一般而言，輕度肥胖症的患者，建議從日常飲食的節制，和增加規律性的運動著手。中度肥胖症者，最好搭配低卡路里的飲食療法，並適度增加運動量。重度肥胖症患者，同樣先從飲食治療和運動療法著手，如果有明顯的情緒或睡眠障礙，可搭配藥物治療，若確定失效之後，且肥胖症狀已嚴重造成健康問題，才考慮採用外科手術治療。

行為治療的目標，在於改變飲食習慣，提升身體的活動量，一方面節制熱量的攝取，一方面增加熱量的消耗，形成能量的負平衡，以減少脂肪的堆積，並消除身體多餘的脂肪含量，體重因而下降。

肥胖症病患通常已經長期習慣某一種生活模式（多吃少動、以食物來紓壓、社交圈不大、吃東西速度快而不會細嚼慢嚥、三餐不定時等等），為達到體重下降且長期維持的目標，就必需從知識觀念、生活習慣、行為規律等方面，同時著手。而良好習慣的建立，是需要時間的，情緒

不穩定或意志消沈的人，很難貫徹始終，所以，情緒模式的改變也是治療上重要的一環。

通常，認知行為治療至少需要持續進行幾個月的時間，才可以達到治療的效果。雖然所需時間較長，但卻是根本治癒之道。再次叮嚀，肥胖不是一天造成的，所以減重也要採取溫和的方式，切忌用快速激烈的方式，讓體重在短時間內大量下降，否則很可能會增加情緒的壓力和不穩定性，或誘發補償性的暴食症，使情況更加惡化。

合併嗜食症的肥胖症患者，在治療上跟一般的肥胖症是否有所不同？研究顯示，這群有暴食習慣的肥胖症者，參加了一般的認知行為治療課程後，在體重減輕和暴食行為減少這兩個方面，都得到顯著的改善。但是否能長期維持減重後的體重，則沒有定論。若想要徹底治療嗜食症，有時必須進行認知行為治療。

近年來，行為治療在治療肥胖症的內容上逐漸擴大，不只要達到減重的消極目標，更積極地希望患者擁有健康的態度，讓身體獲得更佳的營養，創造正向的自我價值和認知，糾正對飲食控制和身體形象的傷害性想法，並鼓勵患者以開朗樂觀的態度，建立社交人際關係的支持網絡，走出孤單和憂鬱的漩渦。

減重治療

如果患者本身缺乏強烈的減重動機，任何一種治療方式都難以獲得有效且持久的效果。減肥若只是為了逃避或迎合他人的眼光，通常治療效果不佳，很難持續成功。所以，患者必須清楚認知到肥胖如何傷害個人的身心健康，才是理想的治療動機。

某些輕度到中度肥胖症的患者，如果身體很健康，也沒有太大的情緒和心理困擾，並不一定要勸他們接受減重治療。因為他們的動機不強，治療效果通常不佳。

除此之外，也要評估病人對減重目標的合理性，以及是否對自己的身體形象有所蔑視。對自己身體的蔑視，常發生在兒童肥胖症患者身上，覺得自己的身體醜陋笨重又難看，相信別人都不喜歡他，認為外界會以敵意侮辱的態度來嘲笑他，這些信念讓患者整天受到「我很胖、很醜」「我很糟糕」「沒人喜歡我」的想法所困擾，而產生自卑和自怨自艾的情緒。

青少年發育期的肥胖症患者，正處於相當重視同儕和身體形象的階段，經常伴隨自我認同障礙、對身體形象蔑視、社交退縮的現象，且可能合併自主性的發展遲滯，缺乏成就感、主動性和有效自我控制的能力。如果再加上其

他情緒困擾，例如有家庭問題、雙親離異、缺乏關心與照顧、被同儕團體排斥或隔絕孤立等等，治療方式就要多管齊下，尤其是心理治療的介入。

　　至於成年的肥胖症患者，若有生活情境的不利因素，例如婚姻危機、工作壓力、經濟狀況、其他健康問題等，也會對肥胖症的治療效果產生複雜影響，需要一併了解和評估。

　　至於手術治療，例如大家最常提到的腸胃道手術，也需要精神科醫師介入，幫助病人評估接受腸胃道手術的適合性，篩選出慢性精神疾病、反覆憂鬱症發作、酒癮、明顯衝動性行為、焦慮症的病人，或評估病患對於手術治療期待的合理性。

　　總之，肥胖症和飲食障礙的治療，牽涉到許多複雜層面，最好尋求專業醫師的協助，以達到最符合患者需要的整合性治療。

醫｜學｜小｜常｜識

總是半夜找東西吃？
小心得到「夜食症」

經常半夜起床找東西吃，或是晚上睡前不吃東西就全身不對勁的人，要小心了！這種狀況可能是得了「夜食症」。

費城賓夕凡尼亞大學醫學院的斯坦科德（Albert Stunkard）博士，是醫學界研究夜食症的先行者和權威專家，他早在1955年就首先確診了夜食症的存在。他認為，夜食症是一種由精神壓力誘發、導致荷爾蒙分泌失調引起的疾病。

夜食症的主要特點是：經常夜晚食慾旺盛，體重逐漸增加，覺得沮喪而又無助。大多數患者往往感到精神壓力很大，睡眠品質不佳，經常一個晚上醒來三到四次，進食欲望無法抑制。

斯坦科德認為，夜食症患者有三種失調症——飲食失調症、睡眠失調症、情緒失調症。午夜時分，他們的情緒越焦慮、抑鬱，食量就越發增加，潛意識中想通過

進食來調整情緒、減輕壓力和幫助睡眠，一般來說是選擇高碳水化合物的食品，因為它們能夠刺激複合胺的分泌。複合胺是人體內一種能夠舒緩神經、促進睡眠的化學物質。

肥胖症患者中有1%是夜食症患者。斯坦科德估計，全球有大約1.5%的人患上夜食症，單單在美國就有數百萬患者，其中女性患者比男性多，青少年和兒童很少得病。

斯坦科德指出，「進食對於夜食症患者而言不是享受，而是一種難以抵擋的衝動。」這是一種不健康的飲食障礙，專家們正在尋找治療方法。

研究發現，一些抗憂鬱症藥物對於70%的夜食症患者很有幫助。另外也有研究顯示，夜食症患者體內兩種與睡眠和胃口有關的荷爾蒙——褪黑素和瘦素的含量下降。與此同時，與精神壓力有關的荷爾蒙皮質醇的分泌則有所增加。這意味著患者可以通過服用褪黑素和瘦素來促進睡眠和減少飢餓感。

【第六章】

治療之路

對身體形象過度關切的飲食偏差行為，
必須從認知和行為兩個層面來治療，
對暴食症患者尤其效果顯著。

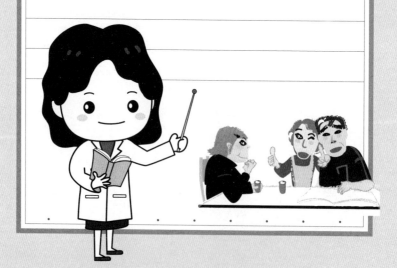

一天只吃一餐，忍耐著飢餓的痛苦，或三餐只吃水果，其他食物都不吃，或大吃大喝一頓之後，又躲到廁所裡把食物吐光光……這是很反常的特殊行為，難道飲食障礙症患者自己不知道嗎？

　　事實上，大多數患者知道自己有這行為，但不清楚這行為的相關因子為何產生。而且他們很在意別人的看法，所以會有意無意地隱瞞這些行為，不讓別人看見，如果有人發現或問起，通常會表現出不耐煩、顧左右而言他的態度，編織出一堆似是而非的理由，但就是不容易承認自己害怕「變胖」。有不少個案會以「身體不舒服、吃不下東西」來解釋自己節食的行為。

　　早期臺灣在治療飲食障礙症的效果不佳，主要是因為患者與家庭對這個疾病的認識不足，不會主動求診，也經常中斷治療。再者，醫院也缺乏專門治療輕型精神疾病設施的病房，無法將飲食障礙症患者與其他精神疾病患者分開治療，更加深民眾對於飲食障礙症的誤解，擔心被人誤以為是精神病，或俗稱的「神經病」，貼上可怕的標籤。

　　如今，隨著大眾教育和訊息的開展，社會對於飲食障礙已比較有所警覺，也有較多的患者和家屬會主動求診。

　　雖然，飲食障礙症經常出現在青春期，但是，臺灣的

患者從發病到開始接受治療，平均拖了兩年以上。在還沒
有到精神科之前，高達七成的患者曾因身體症狀掛過其他
科別的門診，例如因為月經不來看過婦產科，因為便秘或
胃痛而掛過腸胃科。也有不少患者是因為憂鬱和焦慮等情
緒問題，來看精神科，但卻絕口不提自己的飲食問題，直
到醫師問診才發現有飲食障礙。

有持續治療的動機，復原機率才高

　　飲食障礙症對於患者的身心健康影響非常大，而且它
的病因很複雜，包括個人體質、心理情緒、家庭關係及社
會文化觀念等因素，必須整體性地探索和了解。尤其，厭
食症可能會因為營養不良而引發致命的危險，治療起來相
當棘手。

　　不論任何疾病，患者自身的求醫動機，家人的支持以
及是否願意持續治療，是治療成功與否的關鍵因素。一般
來說，飲食障礙症的治療並不容易，最大的困難在於患者
的順從性不佳。臨床常遇見各種突發的情況：預約看診卻
又臨時放鴿子不來、服藥態度不佳或抗拒服藥、患者羞於
向家人坦白或不願溝通、對治療進度敷衍或氣餒、在治療
和工作之間取捨擺盪等。

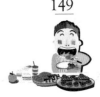

　尤其是厭食症患者，往往缺乏病識感又缺乏治療動機，他們不認為自己需要治療和改變，卻一直陷在「怕胖」的心理漩渦中。而暴食症患者雖然比較有動機，但挫折忍受力卻較低，無法接受可能長達數個月的心理治療。

　因此，醫療人員要如何鼓勵患者的動機，醫病雙方是否可以建立良好的互動關係，並且創造一個穩定而持續的治療關係，也是一個很大的挑戰。

　如果不是需要住院的情況，治療是以門診為主，針對患者的症狀和需求，設計一套適合個人的治療模式，通常需要一段時間的療程，並定期追蹤療效。例如，厭食症病人的治療首重營養的提供、改善體重，這是攸關性命的問題，必須透過營養復健的方式，解決較為迫切的身體虛弱現象，之後才進入心理和飲食行為的治療。而暴食症患者喜歡享受吃的樂趣，卻害怕體重增加，因此首先要停止清除行為，並建立正確的飲食習慣及觀念。

　治療飲食障礙症最有效的方法是認知行為治療。一方面改變患者的認知，讓他們知道「怕胖」的想法並不合理，建立正確的體重概念，另一方面，要改變患者的行為，幫助患者建立正確飲食的規範。雙管齊下，才可以達到治療的效果。

與患者的治療契約

在臨床上，很常見到患者並不是出於自願自發來求診，尤其是青春期的厭食症患者，多半是父母觀察到孩子的身體變化，看他們一直不吃東西，日漸消瘦，怎麼講也講不聽，於是苦苦哀求孩子，或強迫他們來求診。或者是肥胖症的患者已經出現健康問題，在家人軟硬兼施的勸說下，只好到醫院尋求減重。

若是這樣出發點的治療，患者本身缺乏動機，甚至心生抗拒，成果恐怕會非常不理想。

因此，在正式治療之前，精神科醫師會先進行評估，瞭解患者本身對疾病的認識和想法、尋求治療的動機和期待。有哪些身體和情緒行為的症狀，以及這些症狀和體重變化的關係。

藉由分析病人的回答，醫師會整合他們所呈現的問題，予以診斷分析病患在性格、壓力、飲食行為和症狀間的關係。並且根據患者的期待，誘發他的改變動機，建立「治療契約」，列出改善的步驟和可達成的目標。認知行為治療是透過個案主動參與，一步一步地去進行改變，以恢復健康。

訂定治療契約,同心揮別疾病

　　以厭食症患者的治療為例,當症狀嚴重必須住院治療時,醫師除了緊急為患者補充營養,度過危機之外,接下來,就要協助病患恢復體重、建立健康的飲食習慣,並針對不正常的飲食習慣進行行為矯治。

　　在住院期間,治療人員會與病人共同建立一份治療契約,訂定治療的目標,表達治療人員是與病人站在同一陣線上的,彼此攜手合作,形成「治療聯盟」,並非單獨的一方在孤軍奮戰,以增加病人對治療的安全感及決心,可以叮嚀病人應不斷努力減少問題飲食行為和增加體重。

　　一般來說,在這份契約單上,關於病患的目標內容有下列幾項:

　　1. 目標體重:

　　　　共同選定合乎個案年齡身高的最低標準體重,以此做為合理的目標體重,讓個案了解一個清楚的目標值,明確知道自己應該增加多少體重。合理的目標體重,是維持生理功能健康正常運作的必要體重。以「健康」為治療的目標,是治療最重要的指導原則。

　　2. 飲食量:

　　　　照會營養師協助,訂定營養教育及飲食設計。初

期以少量（每餐三百到四百大卡，逐次增加到五百大卡）、多餐（一天六餐）、均衡營養（50%碳水化合物、20%蛋白質、30%脂肪）為原則，溫和緩慢地調整，避免劇烈改變而引起身體併發症，並避免個案產生「失去控制權」的恐懼。

營養復健會配合認知行為的原則，漸進式進行營養補充，定期測量體重，作為進行熱量調整的根據。當體重上升時，需要向上調整攝取的熱量。

3. 體重增加量：

體重若一下子增加太快，除了容易造成患者恐慌，也會有前面所談過的「再灌食症候群」，引起水腫、肝功能異常、凝血功能異常等併發症。對於習慣使用瀉劑、利尿劑或誘發嘔吐來減輕體重的患者，須清楚告知他，在缺水狀態補充回來的這一段時間，體重會增加較快，這是正常現象，不需要太過緊張和驚慌。

體重增加速度的理想值，門診病人是每週增加零點五至一公斤，住院病人是一至一點五公斤。

4. 資料回饋：

製作一份體重記錄表，由個案詳細記錄每天的攝

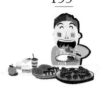

食、排出量、體重以及電解質等。

5. 增強作用：

　　為鼓勵患者盡早恢復健康，可以搭配各種獎勵（增強物）的方式，來振奮患者的決心。要明確規定增強物的性質，例如若每餐食物量有按照規定增加，就給予正增強物，如看電視、接見訪客等。

　　相對地，也可以透過限制取消患者的權益，如飯後強制躺床（避免食後催吐）、或限制活動範圍等。

6. 控制嘔吐及其他清除食物的方法和暴食：

　　個案應該遵守約定，只吃由醫院提供的食物，家人或朋友不得攜帶其他食物來探望。餐後一小時內不准使用浴室，或飯後臥床一小時，以控制嘔吐衝動。如果懷疑個案仍有暴食嘔吐的情況，應該溫和而堅定的方式，直接加以勸導。

協助度過「怕胖」的恐懼

　　在治療過程中，很常見到病人反悔要賴，不遵守契約，分析背後的關鍵原因往往是因為潛在地害怕，擔心一旦恢復體重，整個人就會像氣球一樣不斷膨脹起來。

　　治療契約並不是控制患者的武器，而是希望成為協助

患者改變行為的助力。因此，當患者不願執行契約，就要重新澄清治療的目標和意義，協助患者克服心理的抗拒。

厭食症患者在治療時，常會有害怕失去控制權的恐懼，擔心無法為自己的身體做主，因此，還是要讓患者逐漸拾回決定自己體重和飲食的能力，而且讓他們相信，一旦恢復規律正常的飲食，身體是非常聰明的，自然會知道如何維持健康的體重，絕對不會一路變胖下去。

在住院的期間，當病人在進食時及進食後，通常會有治療人員或家屬陪伴在側，適時聊一聊以轉移對於「吃」的焦慮，讓進食成為愉快的經驗。努力讓患者將注意焦點從自己的體重、身材上移開，到生活的其他層面上。

治療契約也會規定，住院期間約一週量兩次體重，出院也可以繼續保持。每次回門診也都會量體重，以追蹤其進步程度。平時則不希望患者的生活被「對體重的焦慮」所綑綁。

當達成目標體重後，通常患者還需留院兩週，學習如何選取適量的食物進食來維持目標體重。在恢復的過程中，個案會有經過一段時期無法自己決定要吃多少、選怎樣的東西吃，因為他們害怕選擇錯或吃過量，會導致體重上升，有些因此養成一成不變只吃固定食物的習慣。

飲｜食｜障｜礙｜新｜知

女孩子們看過來！
年輕時過度節食，易引發健康問題

　　據英國《每日郵報》2014年7月31日報導，科學家最新的研究發現，越早開始節食的女性，在未來生活中，出現如飲食障礙或者酒精濫用等健康問題的機率也越高。

　　佛羅里達州立大學針對一千三百四十名女性學生進行了長達十年的追蹤調查發現，在社會與文化的壓力下，幾乎所有年齡階層的女性都想要保持苗條身段。

　　這使得有些女孩子居然從三歲開始就注意自己的飲食並控制食量。有些女孩對節食的概念比同齡人晚一些，也有人在二十六歲才開始關注卡路里的攝取量。

　　研究發現，越早開始節食的女性，於成年後出現健康問題的比例也越高。這些健康問題往往是長期性的，而且大多數與飲食障礙和酒精濫用有關。

　　心理學教授帕梅拉（Pamela Keel）指出，目前還不知道，為什麼過早的節食行為會對女性的身體健康造成如此的影響。

　　科學家建議，在女孩進入青春期之後，她們的身體會快速增長，伴隨而來的體重增加會使她們有控制飲食的行為，家長有必要對女孩的生活習慣進行適當干預：建議年輕女孩加強體育鍛鍊，減少看電視和玩電腦的時間，多吃水果和蔬菜，而非一味節食，才是健康的減重之道。

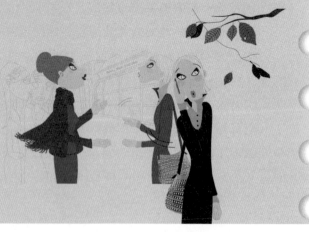

藥物及心理治療並進

截至目前為止，還沒有單一有效的藥物可以解決飲食障礙的問題。因此，最好的方法是藥物與心理治療並用，以藥物減輕身體症狀，再搭配心理治療，幫助患者處理情緒壓力和人際困境，才是完整的治療過程。

藥物治療

飲食障礙症的藥物治療通常以抗憂鬱劑為主，可以改善暴食衝動、降低焦慮和憂鬱傾向。近來也有研究顯示，新一代的抗精神病藥物olanzapine，有改善體重和降低強迫症狀的效果。

飲食障礙症也常伴隨的其他症狀，例如失眠、自律神經失調、月經紊亂、便秘、腸胃不適、食道發炎等，可以透過藥物來幫忙紓解。

一般來說，抗憂鬱劑藥物對暴食症的療效已被證實，但對增加厭食症患者的體重和改變其想法作用較有限。這些藥物雖然無法治療飲食異常行為，但可以減輕患者的身心症狀，幫助穩定情緒，增加適應環境壓力的能力，願意配合繼續接受療程。

心理治療

　　我們已經知道情緒壓力（如害怕、焦慮、憂鬱、孤單、生氣和無聊等），會在無形之中改變一個人的飲食型態。多數人都有過這樣的經驗：只要心情不好，或有困難不想面對，就會想要大吃大喝，讓食物成為安慰低潮情緒的替代品。有的人則是遇到情緒壓力就吃不下睡不著，日漸消瘦憔悴。

　　飲食障礙症跟情緒的關係，更加密切。許多飲食障礙患者的內心，充滿著許多的矛盾、挫敗、困惑、孤獨和自責。有研究指出，厭食症患者的臉上很少出現笑容，更不會開懷大笑。他們的情緒穩定度不佳，容易有強迫性想法和完美主義個性，思考較固執、缺乏彈性，會極力想要控制周遭環境，卻又無能為力；長期情感壓抑，社交上較害羞被動。這些問題都需要心理治療的協助。

　　面對複雜又棘手的飲食障礙，需要綜合性的治療計畫，由精神科醫師、心理治療師、營養師、社工等跨領域的專業人員，共同組成全方位的醫療團隊。精神科醫師與心理師提供藥物治療、認知行為與心理治療，營養師調整患者進食的熱量規劃，協助患者知道如何選擇食物、如何正確飲食，社工人員則透過與家庭、學校之間的互動，提

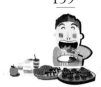

供家屬一些照顧患者和親子溝通技巧的原則等。

家族治療

　　如果家庭關係或家庭問題是影響飲食障礙症的原因，或者會影響到患者的病情起伏，醫師就會考慮邀請患者的家人一起加入診斷的會談，甚至一起參與治療。

　　家族治療有多重目的，可以增進家人對疾病的瞭解，也可以改善家人之間的溝通品質，或者降低家庭內的壓力和衝突。最好的目標，就是讓家人成為最佳輔助者，一起執行治療計劃，成為幫助患者復原的鼓勵力量，而不是讓病情惡化的破壞力量。

　　尤其是早發性厭食症和肥胖症的孩子，透過家族治療，通常可以達到相當好的效果，甚至痊癒。青春期的患者也非常需要家屬的理解、接納與支持。

　　家長在照顧孩子上具有非常重要的角色，可以在旁協助醫師提供指令、讓療程順利且持續地進行。在某些案例中，醫師會把治療重點從患者身上暫時移開，優先放在解決家庭問題和改善不良的親子關係，事實證明這樣做之後，對患者的療癒有了重大的助益。

日常攝食自我記錄表

　　針對暴食症患者，有一個很簡易的自助工具，叫做「日常攝食自我記錄表」（如圖三），患者在暴食症發作期間，需要詳細記錄每次進食的時間、地點、種類及數量，暴食發作之前有無特殊的情境，如果有的話，那同時還出現什麼樣的感覺？有哪些想法伴隨這個暴食衝動？暴食之後的感覺如何？有沒有嘔吐行為？嘔吐的次數？等等。

〔圖三〕日常攝食自我記錄表

日期 時間	當時 活動	地點	進食前 「飽」的程度 （0～10）	暴食 （V）	食物種類及量	
2/1 06:30		廚房	0		二個荷包蛋	
24:00	看電視	客廳	0	V	一個肉丸 二包泡麵 二杯汽水 （120cc／杯） 十片餅乾 一個粽子 一碗綠豆湯	

這些記錄的目的，可以讓患者及治療師同步了解當事人的飲食問題，掌握有哪些因素或情境特別容易觸發暴食行為，幫助患者更清楚覺察跟暴食行為相關的環境誘因和情緒因素。

　　對許多患者來說，暴食行為經常來自一股莫名的、不自知的衝動，透過這份記錄表的分析，治療師可以幫助患者看到這些衝動從何而來，主要是來自飢餓、生活寂寞、無聊、憂鬱、緊張、生氣、挫折感、自卑情結、工作壓力

	進食後「飽」的程度（0～10）	採取行為：嘔吐或瀉劑（V）	想法和情緒
	5		
	10	V	

或人際衝突？對病因有了清楚的認知，是邁向治療的重要一步。

　　有些患者在白天的時候，能夠忍耐飢餓感、克制吃東西的念頭，並且為此感到驕傲；可是夜深人靜之時，飢渴感卻如浪潮般一波波強襲而來，彷彿人生有所欠缺似的，若有所失的寂寥占據腦海，再度啟動暴食的衝動。每天就在壓抑食慾和暴食衝動之間擺盪，大吃一頓之後又萬般懊悔，於是以催吐方式來解決內心的自責壓力。

　　透過好的記錄表可以幫助患者了解自己的暴食過程，包括暴食的引發因子、暴食的內容、身體的飢餓程度和當時的心情、想法等，清楚看到自己在每次飲食之前和飲食之後的反應。藉由記錄表，治療者可以引導個案重新檢視自己的主觀感受，並給予客觀意見、回饋，協助個案建立對自己的身體感覺和飲食量之間的正確評估。這樣極端和不平衡的飲食方式，對健康有不良的危害，當患者了解到這一點，接下來，就要跟治療師一起努力，重新建立規律而平衡的飲食習慣。

專心吃，規律的飲食習慣

　　從這份記錄表中，治療師可以引導患者主動找出自己

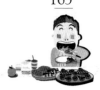

的問題，思考解決問題的方法，鼓勵患者去觀察、分析自己所表現出來的飲食型態，特別是在哪一時段和情境下會出現暴食或厭食的現象。當患者清楚知道自己每天吃了多少東西、飲食是否均衡、是否有偏食習慣等，也可以帶來自我約束的效果，注意到要如何進行調整。

接下來，就是要在觀念和行為上進行改變了。

飲食障礙症的敵人往往是自己。健康飲食的最簡單原則，就是要有規律性，定時定量，鼓勵個案一天固定進食三餐，不要讓身體長時間處在飢餓的狀態，以免爆發強烈的食慾，打斷飢餓與暴食的惡性循環。當然三餐外，也可以吃些點心，以免長時間過度飢餓。

此外，當暴食發作時，患者往往狼吞虎嚥地快速吃下大量食物，因此，健康的飲食習慣要學習細嚼慢嚥，專心品嚐食物，以及把進食時間拉長，可以有效降低飢餓感和焦慮感。

暴食症患者還會有體重焦慮，治療時，病患常強調要維持現在的體重，千萬不要變胖。這時，就要乘機教育「健康體重管理」的觀念，必須優先建立良好的飲食習慣，若繼續在節食和暴食之間不斷循環，反而不容易維持理想的體重。

　　有很多暴食個案會在短時間之內快速減重，例如跑去
坊間標榜快速見效的減肥班，反而造成很多不良後果；或
者一段時間後體重又快速回升，讓他們深感挫折。體重的
起起伏伏導致情緒不穩定，飲食也接著失控，加重暴食和
催吐之間的張力。

認知行為治療

　　厭食症患者無止無盡地追求瘦身，永遠怕胖，拒絕吃東西，甚至因長期營養不良而導致不幸後果；暴食症患者則無法克制吃東西的衝動，強迫性且陣發性的猛吃猛喝，事後滿是悔恨與懊惱。國外許多研究也證實，參加減重班的肥胖症病人中，有25%到45%的人合併有暴食行為，所以減重效果一直不彰。

　　這些與對身體形象的在意有關的飲食偏差行為，必須從認知和行為兩個層面來加以治療。尤其是針對暴食症患者，認知行為治療通常可以達到顯著的效果。

　　認知行為療法的進行，可以分為兩部分：一是認知治療，一是行為治療。

認知治療：修正錯誤觀念，建立健康想法

　　在認知治療方面，許多患者對自己和對別人都有扭曲的認知，抱持著不合事實、不合邏輯的觀念和想法，例如，變胖很可怕、瘦就是美、越瘦越好、瘦子才會受歡迎、胖就是醜、胖子沒人愛、自己很胖、很糟糕、沒價值、別人都在笑我、只要多吃一口飯就會像吹氣球一樣發

胖、變胖就沒救了……等等。這些扭曲的信念必須加以消
除、更正，建立比較合理、健康的認知。

　　這是一種認知重建（cognitive restructuring）的過程。
透過診療會談及患者的自我記錄表，治療人員會幫助患者
看到自己觀念的謬誤，接著說明暴食、嘔吐、低自尊與節
食之間的關係（如圖四「暴食的認知觀」），提供健康飲
食和正常體重的觀念，教育病人認識節食、暴食、嘔吐行
為的嚴重後果，以及如何用正確方法控制體重和紓解情緒
壓力。

〔圖四〕暴食的認知觀

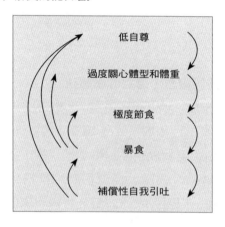

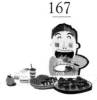

行為治療：漸進的步驟，練習正確飲食

　　行為治療有許多技巧，例如將一個大目標切割成數個小目標，讓患者一小步一小步地依序練習，透過一次次完成小任務的成就感，漸漸累積，終於完成大目標的挑戰。這種提供具體步驟和不斷練習的方法，對於飲食障礙症非常適用。

　　在進行治療的過程中，我們會以提升患者的自我管理為目標，幫助患者做到自我監控、自我酬償、自我訂約及刺激控制，再配合自我肯定訓練、社交技巧訓練、壓力管理、問題解決訓練、放鬆練習等等，以降低病人焦慮感，並發展出健康均衡的飲食行為。

　　例如厭食症患者對於「吃東西」有焦慮感，他們解

醫師小叮嚀

　　治療飲食障礙時，家人是最佳的幫手。尤其是青春期患者，很需要家人的接納和協助！

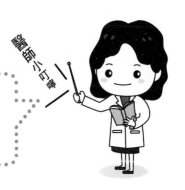

決焦慮的方式就是不吃，或是吃了立刻吐掉。治療者會設計一些練習，讓患者打斷「吃東西」和「焦慮」之間的連結，去除兩者之間的制約關係。具體方法有很多，比方說，假設患者自訂了很多禁忌食物，堅持不吃澱粉類或高熱量食品，那就從比較不會引起患者敏感和抗拒的食物開始，用增強的方法鼓勵患者進食，等到接受度慢慢提高之後，再漸進式地加入敏感的食物。

又例如暴食症患者進食之後，常會想要嘔吐，這時除了強迫他不准使用廁所之外，可以進行放鬆肌肉的練習，來克服想要嘔吐的不安，平撫緊張的情緒。又或者，當嘔吐的欲望升起，可以透過書寫，記錄當下的情緒和感覺，就如同寫日記一般，可以幫助轉移注意力，慢慢舒緩情緒，讓衝動隨著時間而降低，延遲去嘔吐的時間。

要建立健康的飲食習慣，定時吃飯的節律也很重要。在治療期間，不管肚子餓不餓，患者每天都要依照時間表用餐，初期若吃不下太多食物，可以少量多餐，再慢慢增加每餐的食物的量，直到建立一日三餐的規律為止。採取循序漸進的方法，不會造成身心的緊張和不適。

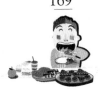

刺激控制法，營造正常進食的環境

　　行為治療的目標，是要讓患者擁有自我管理的能力。為了建立良好的飲食習慣，在治療期間，最好盡量營造適合的進食環境，不要受到外界刺激的干擾。

　　以暴食症和嗜食症為例，刺激控制法的運用，通常有以下幾項原則：

1. 進食時，固定在某一個空間（例如餐廳），這個空間盡可能只跟吃飯有關，不做其他用途。

2. 進食時不從事其他活動（如看電視、雜誌、書報等），專心享受吃的樂趣，品嚐食物的美味，放慢吃的速度，細嚼慢嚥。

3. 限制食物供應量，決定一次進食的量後，將剩餘的食物收藏好。如果有需要再進食，必須吃完後再離開座位去取用。

4. 如果覺得已經吃飽了，練習將剩下的食物留在杯盤中，不要吃完。

5. 減少暴露於危險食物之中（特別是愛吃的和容易發胖的食物），這些食品在屋內都應收藏在視線不及的範圍內，固定放在一處，集中管理。

6. 逛街前事先列好清單，不要在商店中臨時決定購買

食品。最好是在吃飽後再列單子。逛街時，只準備足夠的錢買清單上的物品，不要衝動購買。

7. 假日和聚餐時，少喝含糖飲料；練習如何拒絕食物；不要因為偶爾破戒感到灰心。

反應預防法，事先防範不良習慣

反應預防法的訓練，是要防範病人不遵守規則，盡量不讓病人出現不良行為，例如逃避食物，或嘔吐清除等動作。

一般來說，行為療法對厭食症患者的效果較有限，因為患者的治療動機和順從性較低。尤其是門診患者，很難要求他們在家中進行自我管理，很需要身邊有位可以督促患者進行正常飲食習慣的人。所以，如果他們因為體重過低而被強制住院，在結構性的治療環境中，比較容易進行飲食復健計畫。

在住院期間，醫院就可以營造出規律飲食和作息的環境，例如，吃飯時間一定有治療師或家屬陪同，鼓勵患者一定要進食，不可以放棄，而且盯緊食物量，不讓患者隨意丟棄食物。

暴食行為也是可以事先預防的，如果知道患者在什麼

時間和情況，特別容易引發暴食衝動，就可以盡量避免這些情況發生，或者是提早把患者帶到沒有食物的地方，轉移注意力。又例如，為了防範嘔吐行為的發生，患者吃過飯後要限制他去廁所和浴室，可以請他靜躺一小時，或躺在醫護人員可以觀察之處，讓他沒有機會去把體內食物清除掉。

建立正確飲食及運動原則

　　飲食障礙患者對飢餓的感受比較混亂，對營養學缺乏正確認識而往往斷章取義，經常在暴食與禁食之間反覆擺盪。在治療期間，有必要加強正確飲食的觀念。以有暴食問題的人為例，做法原則如下：

1. 教導他們進食的速度盡量放慢。最好在他人陪伴下進食，不宜單獨吃東西。
2. 一口接一口之間，可放下筷子休息一下。
3. 每天只在三餐時段進食，減少零食。若有必要，可增加1至2次的點心時間，其他時間不要進食，特別是避免睡前吃宵夜。
4. 每餐食物應該由50%碳水化合物、20%蛋白質、30%脂肪所組成。注意熱量攝取。

5. 每周量體重不超過一次以上，避免心情隨體重莫名
起伏。

6. 在學會正常飲食之前，不要嘗試減輕體重，應該採
取少量多餐、營養均衡的飲食，再加上適度運動，
逐漸達到目標體重。不宜用餓肚子來減肥。

7. 讓患者知道暴食之後的嘔吐、或用藥物將體內食物
排出，會導致身體不適的危險性，嚴重時甚至可能
造成死亡。

8. 一旦完成以上的行為，欲給自己鼓勵時，不要選擇
食物作為犒賞。請家人和朋友一起遵守這個原則。

9. 在運動方面，應該增加例行的身體活動和爬樓梯的
機會，保持每天固定走一定路程的習慣，並且逐漸
增加運動量。

　　行為治療的原則並不複雜，困難在於如何排除執行過
程的障礙，例如患者慢慢恢復體重時伴隨而來的焦慮，教
導進食時的種種抗拒，對於飲食的誤解和執念，情緒和壓
力的管理，以及如何調適生活上和人際上的困難等等。這
時，更需要專業人員的指導和協助，才可增強患者的信心
和毅力，往正確的目標前進。

　　通常，暴食症的治療，至少需要三個月的時間。厭食

症通常需時更久。透過一次一次的治療步驟和練習，可以
建立患者與治療師之間的支持性關係，強化患者的治療意
願，當病情有所進步，就可以增加自我價值與成就感。

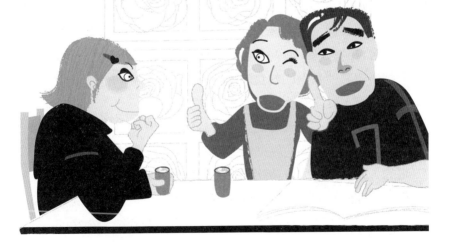

矯正飲食行為，就康復了嗎？

許多患者和家屬都有這樣的疑問：飲食行為矯正過後，恢復了營養和體重，病人就算痊癒了嗎？將來還會復發嗎？

通常，厭食障礙症只要體重恢復、身體功能正常，並能維持一定的社交和社會功能，即可算是痊癒。以臺大醫院精神部針對厭食症患者的追蹤研究結果顯示，病情痊癒的個案中，最快為一年，但是平均約為四年，其病程才會真正穩定下來。

值得注意的是，飲食障礙症的病程有許多變化。有些患者一次發病，治療後完全康復；有些患者的病情在幾個月內會自動緩解；有些人卻是緩解之後又再度復發；也有人轉變成其他類型的飲食障礙症，嚴重的病患可能症狀會一直持續，變成慢性化。各種情況不一而足。

整體而言，暴食症的預後優於厭食症，暴食症患者有三分之二以上達到明顯進步。也有些個案的情況是起伏不定的，如果沒有學會情緒管理，當壓力來襲，就比較可能復發。因此，如何增加社會適應的能力，學習彈性的處事技巧，建立健康的社會人際關係，將大大影響患者預後的

生活狀況。

　　國外的長期追蹤研究顯示，厭食症患者的死亡率約為8％，其中以自殺、營養不良、心臟問題致死居多，算是高死亡率的一種精神疾病。然而，大多數患者的預後情況都比想像中來得好，約四分之三的病人體重可以恢復到最低健康標準，有一半到四分之三的病人恢復月經來潮，相當高比率的病人可從事職業工作，但可能伴隨憂鬱症狀和人際關係障礙。

　　另一份超過十年以上的長期追蹤結果發現，經過治療後，50％～70％的厭食症病患會有中度進步，15％～25％的預後較差。有持續接受治療的個案，追蹤時的痊癒率可達75％。

【結語】

預防重於治療

　　過去，飲食障礙症被認為是西方社會的文化症候群（culture-bound syndrome），但是近年來，台灣的案例也有明顯增加的趨勢。尤其，隨著肥胖症的日漸盛行，飲食障礙症也必定跟著增加。

　　任何疾病都一樣，預防勝於治療。為了預防飲食障礙的發生，首先要提高對疾病的認識和警覺。由於飲食障礙往往造成許多身體症狀，因此，大多數患者都是先到其他科別求診，可能繞了一大圈，才被轉介到精神科來。這樣的拖延，很容易使疾病慢性化，變得更加複雜。因此，如何教育民眾增進對飲食障礙症的認識，及早就醫，是很重要的一件事。

　　其次，大眾媒體和官方單位一直積極宣導「減重」和瘦身，卻沒有相對教育民眾，過度減重和過瘦所引起的健康問題。尤其，越來越多年輕女性有身材焦慮，許多廣告

也以瘦身為訴求，不斷灌輸大眾認為瘦就是美，更加強化了減肥的焦慮。

我認為，真正重要的是「健康體重管理」的概念，不要太胖也不要太瘦，更不要為了減肥而破壞正常的飲食節律。正確的減重之道，最好是透過健康飲食菜單和適度運動雙管齊下，緩慢溫和來達成。在減重的過程中，需要時時注意身心的反應，也要注意情緒的管理和壓力紓解，才不會因為身體急速變化或過度壓抑進食慾望，而引發厭食症和暴食症。

最後，要提醒各位讀者的是，社會和家庭應該多關心青春期孩子和年輕人，教導他們懂得接納自己、紓解壓力、結交好朋友、以勇氣面對挫折、認識人生的價值，快樂學習，努力發揮天賦，才不會將注意力都放在身材和體重上面。

這是一場馬拉松賽事

飲食障礙症，到底會不會復原？大家都很關切預後的問題，尤其治療遇到瓶頸而病情未能立即看見效果時，病人和家人很容易感到悲觀和無助，莫不希望立即得到明確答案。

　　臨床常會遇見不能配合治療的個案或家人，我相信這是因為民眾還無法認同飲食障礙症的治療目標，或是因為患者或家人長期的不良適應行為所導致。然而，我卻又同時看見許多個案處在長期矛盾、挫折、孤獨和自責之中，提不起勇氣來尋求外界的幫忙，或直接認定幫忙無效而放棄。雖然內在有許多無助和害怕，表現在外的態度卻是固執和堅持己見，讓周圍的親友備感挫折而放棄，要不然就是變得關係緊繃、互相責備。所以，家人千萬不要因為個案一時無法配合而失望難過。飲食障礙患者要能復原，需要親友給予時間、空間和關心及體諒。

　　治療是一段漫長的過程，每到某一個階段父母親總會很焦慮。一方面要面對成熟度半大不小的青少年，除了必須處理孩子對治療的抗拒，又要承受身為父母所經常受到來自孩子的挑戰，另一方面則要面對病程的慢性化，一旦失去了信心、耐心，往往無法堅持繼續就醫，殊為可惜。

　　但是我們還是必須告知家屬這個事實：這是一場馬拉松賽，不是百米短跑。當病情到達一定嚴重程度時，治療通常需耗時四、五年，才會進入比較穩定的階段。在這過程中可能出現疾病之間的轉換，厭食變成暴食，暴食有時候持續一段時間，之後又轉回成厭食，體重再度往下掉，

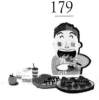

或本來是節制型厭食症，忽然又變成暴食。

　　所以，治療急不了一時，需要有長期抗戰的準備。假設孩子身體的問題是出於飲食障礙的話，請不要再浪費時間穿梭在醫院不同科別掛診，應該趕快進入飲食障礙症的治療對策上，從改善營養、飲食習慣著手，身體方面的疾病自然獲得解決。

　　最後一個觀念很重要，父母要做好情緒管理。很多厭食症患者的家族存在著情感障礙的問題，或是家中有人罹患焦慮症。臨床上曾看過一位媽媽本身很容易焦慮，焦慮

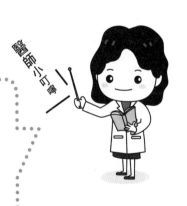

醫師小叮嚀

當有大量進食的衝動時，或是因為體重暴增感到情緒失落，建議學習自己獨處時的活動安排，例如泡澡、閱讀、看電影、寫信等，避免掉入情緒和負面思考的漩渦。最好還是採預防方法，也就是三餐要正常進食，避免長時間的飢餓引發暴食的衝動。

型人格比較沒辦法冷靜處理事情，只要孩子故意唱反調，就無法平心靜氣，而導致親子關係緊張，影響到治療效果。

當身邊親近的人受困於飲食障礙症，相信身為家屬者的心情當然也不好受。除了配合專業治療外，大家都會想，我們可以替生病的家人做哪些事情呢？

無論治療團隊有多麼專業，但要讓治療成效達到可見的效果，並能長期維持下去，最重要的關鍵是患者本身以及身邊的親友。

當然患者的家庭問題，也會造成影響。例如父母其中一方較不負責任，或是父母互動不佳等，都會增加治療的困難。如果一方比較焦慮，另外一方比較冷靜，與小孩的關係比較好，建議由另外一方來介入與陪伴。

飲食障礙患者的外表跟一般人無異，不容易被察覺，但他們的內心卻充滿許多衝突和痛苦，需要我們付出更多關心和理解。希望透過本書的出版，讓所有的患者都可以透過適當的治療，重拾快樂人生。

【附錄】

延伸閱讀

- 《厭食家族：探索心身症的家庭脈絡》，2009，薩爾瓦多‧米紐慶、伯妮絲‧羅絲曼、萊斯特‧貝克（Salvador Minuchin、Bernice L. Rosman、Lester Baker），心靈工坊。

- 《營養評估第六版》，2014，吳幸娟等合著，第8章〈心理及行為評估〉，曾美智，華格那。

- 《實用精神醫學第三版》，2011，李明濱主編，第17章〈飲食障礙症〉，曾美智，國立臺灣大學醫學院。

- 《肥胖症：原因、病理生理及治療》，2008，臺灣肥胖醫學會。

- 《慾望：我與厭食搏鬥的日子》，2004，卡洛琳‧柯奈普（Caroline Knapp），臺灣商務。

- 《臺大醫院減重班秘笈》，2004，臺大減肥團隊合著，健康世界叢書。

- 《如何幫助患有飲食障礙症的孩子：父母及其他照顧者的逐步工作手冊》，2003，ABIGAIL H.NATEN，陳信昭等合譯，心靈版圖。

- 《減重醫學》，2001，陳楷模編著，宏欣文化。

- 《醫學的人情面：情緒與疾病》，1997，李明濱著，臺大醫學院。

- 夜食症自我檢測網址：http://psychpark.org/nes/NES_brief.aspx

MentalHealth 011

臺大醫師到我家・精神健康系列
健康飲食好心情：厭食、暴食與肥胖的心理探討
Healthy Eating in Good Mood：Psychological autopsy of anorexics, bulimics and obesity
作　者—曾美智（Tseng, mei-chih）

總 策 劃—高淑芬
主　　編—王浩威、陳錫中
合作單位—國立臺灣大學醫學院附設醫院精神醫學部
贊助單位—財團法人華人心理治療研究發展基金會

出 版 者—心靈工坊文化事業股份有限公司
發 行 人—王浩威　　　總 編 輯—王桂花
主　　編—黃心宜　　　文稿統籌—林　芝
特約編輯—王祿容　　　文字整理—修淑芬、蕭嘉慶
美術編輯—黃玉敏　　　內頁插畫—吳馥伶

通訊地址—106 台北市信義路四段53巷8號2樓
郵政劃撥—19546215　　　戶名—心靈工坊文化事業股份有限公司
電話—02）2702-9186　　　傳真—02）2702-9286
Email—service@psygarden.com.tw
網址—www.psygarden.com.tw

製版・印刷—中茂分色製版印刷事業股份有限公司
總經銷—大和書報圖書股份有限公司
電話—02）8990-2588　　　傳真—02）2990-1658
通訊地址—242台北縣新莊市五工五路2號（五股工業區）
初版一刷—2014年12月　ISBN—978-986-357-021-9　定價—240元

國家圖書館出版品預行編目（CIP）資料

健康飲食好心情：厭食、暴食與肥胖的心理探討／曾美智作.
-- 初版. -- 臺北市：　心靈工坊文化，2014.12
　　面；公分（MentalHealth；11）
　　ISBN 978-986-357-021-9（平裝）

　　1.厭食症　2.暴食症　3.心理衛生

415.9982　　　　　　　　　　　　　　　　　　103024291

姓名 ＿＿＿＿＿＿　是否已加入書香家族？ □是　□現在加入

電話（O）＿＿＿＿　（H）＿＿＿＿　手機 ＿＿＿＿

E-mail ＿＿＿＿＿＿　生日　年　月　日

地址 □□□＿＿＿＿＿＿

服務機構（就讀學校）＿＿＿＿　職稱（系所）＿＿＿＿

您的性別—□ 1. 女 □ 2. 男 □ 3. 其他

婚姻狀況 —□ 1. 未婚 □ 2. 已婚 □ 3. 離婚 □ 4. 不婚 □ 5. 同志 □ 6. 喪偶
□ 7. 分居

請問您如何得知這本書？
□ 1. 書店 □ 2. 報章雜誌 □ 3. 廣播電視 □ 4. 親友推介 □ 5. 心靈工坊書訊
□ 6. 廣告 DM □ 7. 心靈工坊網站 □ 8. 其他網路媒體 □ 9. 其他

您購買本書的方式？
□ 1. 書店 □ 2. 劃撥郵購 □ 3. 團體訂購 □ 4. 網路訂購 □ 5. 其他

您對本書的意見？

封面設計	□ 1. 須再改進	□ 2. 尚可	□ 3. 滿意	□ 4. 非常滿意
版面編排	□ 1. 須再改進	□ 2. 尚可	□ 3. 滿意	□ 4. 非常滿意
內容	□ 1. 須再改進	□ 2. 尚可	□ 3. 滿意	□ 4. 非常滿意
文筆／翻譯	□ 1. 須再改進	□ 2. 尚可	□ 3. 滿意	□ 4. 非常滿意
價格	□ 1. 須再改進	□ 2. 尚可	□ 3. 滿意	□ 4. 非常滿意

您對我們有何建議？

＿＿＿＿＿＿＿＿＿＿＿＿＿＿＿＿＿＿＿＿＿＿＿＿

＿＿＿＿＿＿＿＿＿＿＿＿＿＿＿＿＿＿＿＿＿＿＿＿

＿＿＿＿＿＿＿＿＿＿＿＿＿＿＿＿＿＿＿＿＿＿＿＿

＿＿＿＿＿＿＿＿＿＿＿＿＿＿＿＿＿＿＿＿＿＿＿＿

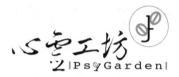

心靈工坊
|PsyGarden|

10684 台北市信義路四段 53 巷 8 號 2 樓
讀者服務組　收

免　貼　郵　票

（對折線）

加入心靈工坊書香家族會員
共享知識的盛宴，成長的喜悅

請寄回這張回函卡（免貼郵票），
您就成為心靈工坊的書香家族會員，您將可以——

隨時收到新書出版和活動訊息
▼
獲得各項回饋和優惠方案
▼